避免身体常上火

这样养生很不错

◎ 尹国有 主编

人民卫生出版社
·北京·

图书在版编目（CIP）数据

避免身体常上火　这样养生很不错 ／ 尹国有主编
. —北京：人民卫生出版社，2020.7
ISBN 978-7-117-30163-3

Ⅰ. ①避… Ⅱ. ①尹… Ⅲ. ①火（中医）–基本知识
Ⅳ. ①R228

中国版本图书馆 CIP 数据核字（2020）第 111470 号

人卫智网	www.ipmph.com	医学教育、学术、考试、健康，
		购书智慧智能综合服务平台
人卫官网	www.pmph.com	人卫官方资讯发布平台

避免身体常上火　这样养生很不错
Bimian Shenti chang Shanghuo
Zheyang Yangsheng hen Bucuo

主　　编：尹国有
出版发行：人民卫生出版社（中继线 010-59780011）
地　　址：北京市朝阳区潘家园南里 19 号
邮　　编：100021
E - mail：pmph @ pmph.com
购书热线：010-59787592　010-59787584　010-65264830
印　　刷：保定市中画美凯印刷有限公司
经　　销：新华书店
开　　本：710×1000　1/16　印张：12
字　　数：203 千字
版　　次：2020 年 7 月第 1 版
印　　次：2020 年 7 月第 1 次印刷
标准书号：ISBN 978-7-117-30163-3
定　　价：45.00 元
打击盗版举报电话：010-59787491　E-mail：WQ @ pmph.com
质量问题联系电话：010-59787234　E-mail：zhiliang @ pmph.com

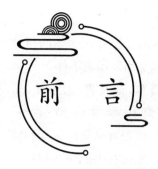

前　言

　　说到"上火"，大家一定不会觉得陌生。人们常有这样的经历：或是总觉得口苦口臭，或是时常口舌生疮、大便秘结，或是经常脸上长痘、心烦失眠……这些情况从中医的角度来说都是上火造成的。上火使得身体总是跟自己闹别扭，引起诸多不适，在门诊中，我经常遇到因上火引起身体不舒服而前来咨询、就诊者。

　　为什么日常生活中由于上火引起身体不舒服的情况比较多见呢？除了身体素质的因素外，主要是由于我们现在的生活状况导致的。当今，人们越来越注意养生，在食用人参、鹿茸、核桃等滋补品的同时，却忽视了这些补品大多是偏热性的，服食不当很容易上火；在您吃着大鱼大肉、喝着小酒的时候，不知不觉中身体的阳热就过盛了；现代人的生活节奏明显加快，作息不规律、加班熬夜已成家常便饭，这样不可避免地损伤人的阴液，阴液不足，阳热就相对过盛，虚火也就出现了……

　　上火的出现使得身体不舒服，影响人们的健康和生活质量，要预防和解除上火引起的身体不适，必须养成良好的生活习惯，采取切实可行的措施对身体进行调养，只有这样才能少生病，才能益寿延年。本书秉承"多讲怎么办，少讲为什么"的理念，以中医养生治病理论为依据，以作者的临证经历为基础，以教给读者一些简单易行、看后可用、实用性强的中医调养方法为目的，采用通俗易懂的语言，从上火引发的月经不调、口苦口臭、脸上长痘、心烦易怒、口舌生疮、手足心热，以及便秘、遗精、失眠等常见的身体不舒服谈起，详细阐述了包括中药、按摩、拔罐、敷贴及饮食调养、起居调摄、运动锻炼等在内，简单易行的"防火""去火"、调养身体、促使健康强壮的养生祛病方法。这些方法一看就懂，一学就会，照此去做，不会占用您过多的时间，只要每天挤出三五分钟去锻炼，或者按一按、贴一贴等，就能改善体质，甩掉身体各种不舒服，适宜于关注自身和家人健康的人们阅读参考。需要说明的是，由于引发身体不舒服的原因是复杂多样、千变万化的，加之存在着个体差异，在应用本书介绍的药物或方法进行自我调养时,一定要先咨询医生,在医生的指导下应用,切不可自作主张、生搬硬套地"对号入座",以免引发不良事件。

在本书的编写过程中,参考了许多公开发表的著作,陈玲曾、尹淑颖、朱磊、徐心阔、李洪斌参加了有关资料的收集整理,河南中医药大学李广教授、周正教授、孟毅教授、饶洪教授、李合国教授、蒋时红教授对书稿的编写和修改提出了宝贵意见,在此向有关作者、收集整理资料及对书稿的编写和修改提出意见的人员表示衷心感谢。由于水平有限,书中不当之处在所难免,欢迎广大读者批评指正。

衷心希望本书对预防和解除上火引起的诸多身体不舒服有所帮助,愿您找出良方,远离痛苦,保持身体强壮,享受健康幸福的人生。

尹国有

2019 年 8 月

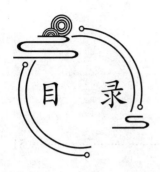

目　录

在中医看来，阴阳平衡是身体健康的保证，一旦这种平衡被打破，势必会影响人的健康。阴阳如同天平上的砝码，一左一右，只有它们的质量相称，天平才会平衡，如果一方出现了偏颇，那么天平就会倾斜。人之所以"上火"，归根到底是阴阳失去了平衡，阳热过盛或阴液不足致使阳热相对过盛造成的。阳热过盛引起的上火属实火。上火多数属实火，找准方法去泻火。

第二章 虚火时常可见到,自我调养显奇效 ································ 51

上火有实火和虚火之不同,除前面所说的阳热过盛引起的实火外,还有一些上火是由于阴液不足,阳热相对旺盛造成的,即阳热并不过盛,由于阴液不足,阴阳的平衡状态被打破,阳热相对于不足的阴液而过盛,这种上火称之为虚火。虚火引起的身体不舒服是多种多样的,比如皮肤干燥、手足心热、咽喉干痛、遗精、盗汗等。对虚火引起的身体不舒服,治疗调养应从滋阴降火上下功夫,"水"多了,"火"自然也就灭了。虚火时常可见到,自我调养显奇效。

　　中医养生讲究天人合一,遵循自然规律,因此避免身体上火,调养上火引起的身体不舒服,也要顺应四季的特点。春季肝气升发,要注意护肝,防止肝火过盛;夏季天气炎热,要重视清心除烦;秋季气候干燥,要注意润肺燥、清肺火;冬季天寒地冻,是滋补的好季节,应注意补肾养肾,维持体内的阴阳平衡,避免肾虚火旺。上火的情况各不一样,预防调养上火,必须辨清火源,采取针对性的措施。一年四季都上火,辨清火源再降火。

第四章　男女老幼火不同，分别调养才可行

　　不同性别、年龄的人群体质特点不同，上火的原因和症状表现也就不太一样。男性朋友交际应酬多、饮食不规律，容易出现肝胃郁热和脾胃不和，表现为口干口苦、脘腹胀满等；女性朋友易生气，肝郁化火者居多，容易出现心烦易怒、月经不调；老年人由于身体虚弱，上火通常属虚火；儿童阳气较盛，不仅容易上火，而且一般是实火。预防调养上火，要根据不同人群的体质特点具体情况具体分析。男女老幼火不同，分别调养才可行。

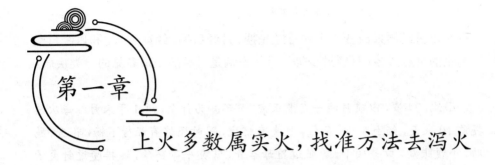

第一章

上火多数属实火，找准方法去泻火

在中医看来，阴阳平衡是身体健康的保证，一旦这种平衡被打破，势必会影响人的健康。阴阳如同天平上的砝码，一左一右，只有它们的质量相称，天平才会平衡，如果一方出现了偏颇，那么天平就会倾斜。人之所以"上火"，归根到底是阴阳失去了平衡，阳热过盛或阴液不足致使阳热相对过盛造成的。阳热过盛引起的上火属实火。上火多数属实火，找准方法去泻火。

一、月经不调肝火旺，火清月经自正常

主要表现：肝火旺盛引起的月经提前，主要表现为经行先期，量或多或少，色红或紫，或夹有瘀块，经行不畅，同时可伴有乳房、胸胁、小腹胀痛，心烦易怒，口苦咽干等。

选方用药：丹栀调经汤（白芍、白术各15克，当归、茯苓、栀子、麦冬各12克，柴胡、丹皮、黄柏、益母草各10克，薄荷、甘草各6克）。每日1剂，大枣4枚为引，水煎取汁，分早晚2次服。

调养妙招：服用中成药丹栀逍遥丸、肝郁调经膏，应用青蒿藕节汤、黄柏藕节汤等单方，选用鲜藕粥、生地大米粥等食疗方，饮用二鲜饮、竹叶乌龙茶等药茶，注意经期保健。

对育龄女性来说，每个月总有那么几天有着特殊的意义，这就是经期。既能轻松地迎来，又可以高兴地送走，似乎已经是比较幸运的了，因为大多数女性有着不同的月经问题。月经病是指月经的期、量、色、质异常，以及伴随月经周期出现明显不适症状为特征的一类妇科疾病，月经病居女性"经、带、胎、产"四大疾病之首，是困扰女性朋友健康的常见病、多发病。

月经病包括月经不调、痛经、闭经等，在月经病中，凡是月经的周期或经量出现异常者，称为"月经不调"。《妇科玉尺》中说："经贵乎如期，若来时或前或后，或多或少，或月二三至，或数月一至，皆为不调。"所以，月经

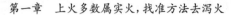

不调有以月经周期改变为主的月经先期、月经后期、经期延长，和以经量改变为主的月经过多、月经过少等。月经不调是月经病中最多见的一类疾病。

小沈，24岁，以前月经一直很正常，可不知为什么，近1年来月经每次总提前10来天，经血量少、色红，且夹有瘀块，同时还伴有经行不畅，乳房、胸胁、小腹胀痛，口苦咽干，曾服过益母草膏、宫炎平等药物，还接受过针灸治疗，就是不见好。现在心烦得不得了，在同事的一再劝说下，找到我调理。询问病因，原来小沈上大学时有男朋友，两人相处得很好，可男朋友1年前毕业到南方工作后，提出与小沈分手，小沈很是生气、郁闷，逐渐出现乳房、胸胁、小腹胀痛，心烦急躁，月经也开始提前了。

《丹溪心法》中说："经水不及期而来者，血热也。"小沈之所以月经不调，出现月经提前，是由于生气、郁闷致使肝气郁结，肝郁日久化热，肝火旺盛，迫血妄行造成的，这种"火"是阳热过盛的缘故，属实火，其根源在于肝郁不解。针对小沈的情况，我首先让她调整情绪，保持心情舒畅，消除形成火热之根源，在此基础上给予疏肝解郁、清肝泄热调经的方剂，以清降肝火，调理月经。我给她处方丹栀调经汤，每日1剂，以大枣4枚为引，水煎取汁，分早晚2次服。连服4剂，乳房、胸胁、小腹胀痛消失，心烦急躁明显减轻。以此方继续调理1周，心烦急躁、口苦咽干等症状完全消失，停服中药。之后，小沈身体恢复正常，未诉不适，次月月经来潮的时间及经量、色、质也均恢复正常。观察3个月经周期，均一直正常。

月经提前也叫月经先期，是指月经周期连续3次提前7天以上，甚至1个月两潮者。肝郁化热、肝火旺盛，也就是人们常说的"上火"，是引发月经提前的最常见原因之一。火旺血热，使得血液流速加快，由于阳热的鼓动，血液总想往外跑而溢出于血脉之外，就会出现月经提前，甚至导致月经过多、经期延长等。肝郁化热、肝火旺盛引起的月经先期，主要表现为经行先期，量或多或少，色红或紫，或夹有瘀块，经行不畅，同时伴有乳房、胸胁、小腹胀痛，心烦易怒，口苦咽干等。

月经不调肝火旺，火清月经自正常。要治疗调养肝火旺盛引起的月经提前，必须坚持"治病求本"的原则，采取清肝泻火调经之法，使肝调热清火降，肝藏血主疏泄的功能正常，则月经自会逐渐恢复正常。肝火旺盛引起的月经提前，其根源在于肝气郁结，郁而化火，故治疗肝火旺盛引起的月经提前，首先应重视自我心理调整，消除不良的情绪，做到天天都有好心情，以清除形成肝火旺盛之根源，从根本上解决问题。不注意心理调整，经常生气、恼怒，"病根"不除，再好的治疗调养方法也难以取得好的效果。对于肝郁化热、肝火旺盛引起的月经先期，我常用经验方丹栀调经汤治疗，效果不错。也可选用中成药丹栀逍遥丸、肝郁调经膏，或应用单方青蒿藕节汤、黄柏藕节汤等进行调治，并可选取鲜藕粥、生地大米粥等进行饮食调养。若平时喜欢喝茶，还可饮用二鲜饮、竹叶乌龙茶等药茶。另外，对女性朋友来说，注意经期保健也十分重要。

丹栀调经汤是以丹栀逍遥散为基础，加入黄柏清热泄火、麦冬益气养阴生津、益母草活血调经而来的，其药物组成为白芍、白术各15克，当归、茯苓、栀子、麦冬各12克，柴胡、丹皮、黄柏、益母草各10克，薄荷、甘草各6克。用法为每日1剂，以大枣4枚为引，水煎取汁，分早晚2次服。方中丹皮、栀子清肝泄热；当归、白芍养血柔肝；柴胡、薄荷疏肝解郁散热；白术、茯苓、甘草健脾和中，取培土疏木之意；黄柏清热泄火；麦冬益气养阴生津；益母草活血调经。上药配合，具有疏肝解郁、清肝泄热、养血调经之功效。

【小贴士】

引起月经先期的原因众多，既有气虚，又有肝郁化热，还有虚热等。当出现月经先期时，最好先找医生咨询就诊，以明确原因，对证调理，切不可一见月经先期就认为是肝郁化热、肝火旺盛，以免出现误治。

前段时间我遇到这样一位月经先期的患者，月经先期已有1年，之前就诊的几位医生都说她是肝火旺盛引起的，一直在服丹栀逍遥丸，可越服病越重，找我看时主要的症状为经行先期，量多色淡，质清稀，神疲肢软，心悸气短，小腹空坠。其实，她的病情已经演变为以气虚为主，我以补气为主，用归脾汤加减调治，很快月经就恢复正常了。

在临床中，我经常遇到这样的月经先期者，经调治后月经恢复正常了，可没过两三个月经周期，月经先期又反复了。对于上述情况，应按月经周期进行调治，于每次月经快来时调理，直到经期结束，连续调理2～3个月经周期，有助于巩固疗效，防止病情反复。

调养妙招

1. 服用中成药丹栀逍遥丸、肝郁调经膏

对肝郁化热、肝火旺盛引起的月经先期者来说，若不愿意服用中药汤剂，可选用中成药丹栀逍遥丸或肝郁调经膏，其效果都不错。

（1）丹栀逍遥丸

药物组成：柴胡、丹皮、栀子、当归、白芍、白术、茯苓、薄荷、甘草。

功能主治：疏肝解郁，清热调经。用于肝郁化火，胸胁胀痛，烦闷急躁，颊赤口干，食欲不振或有潮热，以及妇女月经先期，经行不畅，乳房与少腹胀痛等。

用法用量：每次6～9克，每日2次，温开水送服。

注意事项：少吃生冷及油腻难消化的食物，保持情绪乐观，忌生气恼怒。

（2）肝郁调经膏

药物组成：白芍、佛手、郁金、玫瑰花、丹皮、川楝子、香附、当归、丹参、葛根、泽泻。

功能主治：疏肝解郁，清肝泻火，养血调经。用于肝郁化热所致的月经先期，痛经，乳房胀痛等。

用法用量：每次20～40克，每日2次，口服。

注意事项：忌气恼劳累及生冷油腻之食物，月经过多者不宜用。

2. 应用青蒿藕节汤、黄柏藕节汤等单方

人们常说"单方治大病"，选用单方调理肝郁化热、肝火旺盛引起的月经先期，方法简单易行，经济实惠。

（1）青蒿藕节汤

组成：青蒿、丹皮、白芍各12克，藕节18克。

（2）黄柏藕节汤

组成：生地、地骨皮、白芍、黄柏各16克，藕节30克。

（3）丹皮白芍汤

组成：丹皮、栀子、白芍各12克，柴胡10克，薄荷6克。

（4）生地玄参汤

组成：生地、玄参、龙骨各18克，白芍15克，地骨皮12克。

上述单方都有解肝郁、清肝热、调月经的功效，很适合肝郁化热、肝火旺盛引起的月经先期，其用法都是每日1剂，水煎取汁，分早晚2次服。

3. 选用鲜藕粥、生地大米粥等食疗方

对肝郁化热、肝火旺盛引起的月经先期者来说，选用下列具有清热凉血、疏肝解郁作用的食疗方进行调养，对消除乳房、胸胁、小腹胀痛，心烦易怒，口苦咽干等症状，促使月经恢复正常，大有益处。

（1）鲜藕粥

用料为鲜藕、大米各 50 克，白糖适量。将鲜藕去皮洗净，切成小粒状，与淘洗干净的大米一同放入砂锅中，加入清水适量煮粥，待米熟粥成，加入白糖溶化调匀。用法为每日 1 剂，作早餐食之。

（2）生地大米粥

用料为鲜生地 30 克，大米 60 克，白糖适量。将鲜生地、大米分别淘洗干净，一同放入砂锅中，加入清水适量煮粥，待米熟粥成，加入白糖溶化调匀。用法为每日 1 剂，分早晚 2 次温热服食。

（3）鲜藕瘦肉汤

用料为鲜藕 250 克，猪瘦肉 200 克，食盐适量。将鲜藕、猪瘦肉分别洗净，切成块状，一同放入砂锅中，加入清水适量，武火煮沸后改用文火煮至猪瘦肉熟烂，用食盐调味。用法为每日 1 次，食肉饮汤，月经期连用 3～5 次。

（4）马齿苋鸡蛋粥

用料为鲜马齿苋 250 克，鸡蛋 2 个，大米适量。将鲜马齿苋洗净切碎，榨取汁液；大米淘洗干净放入砂锅中，加入清水适量，文火煮粥；鸡蛋打入沸水锅中煮熟。之后把鲜马齿苋汁、鸡蛋一同倒入大米粥中搅匀，再稍煮片刻。用法为每日 1 剂，分早晚 2 次温热服食，月经期连服数日。

4．饮用二鲜饮、竹叶乌龙茶等药茶

（1）二鲜饮

用料为鲜藕、鲜白茅根各 120 克。将鲜藕洗净、切成小片，鲜白茅根洗净、切碎，一同放入砂锅中，加入清水适量，煎取汁液。用法为每日 1 剂，不拘时代茶饮用。

（2）竹叶乌龙茶

用料为竹叶 20 克，乌龙茶 2 克。将竹叶洗净切碎，与乌龙茶一同放入茶杯中，加沸水冲泡，加盖闷 10 分钟即可。用法为每日 1 剂，代茶饮用。

（3）玫瑰灯心茶

用料为玫瑰花瓣 5～10 克，灯心草 3～5 克。将玫瑰花瓣洗净，灯心草水煎取汁，趁热用药汁冲泡玫瑰花瓣即可。用法为每日 1 剂，代茶饮用。

【小贴士】

在肝郁化热、肝火旺盛引起的月经先期者中，有一些患者不仅月经提前，出血量还较大，单纯服用中药汤剂或应用单方、药茶等进行调理显得力量单薄，应及时到医院就诊，采取中西医结合的方法治疗，以提高疗效，避免延误病情。

5.注意经期保健

月经虽然是女性的一种生理现象，但月经来潮必然会带来机体功能和心理上的变化，如大脑易于兴奋也易于疲劳、脾气不好、易烦躁不安、抗病能力下降、下腹疼痛不适等。此外，经期子宫颈口稍稍张开，子宫内膜脱落，阴道内有经血外流，正常酸度降低，从而减弱了阴道-宫颈作为细菌天然屏障的作用。因此，注意经期保健，掌握经期保健知识，对顺利度过月经期是非常重要的。女性要顺利度过月经期，必须注意全身保健和局部清洁两个方面。

在全身保健方面，其一，经期精神要愉快，情绪要饱满，吃好睡好，避免过度疲劳；其二，注意保暖，避免受寒着凉，因为经期御寒能力下降，寒冷会引起痛经或月经骤停，所以经期不要游泳，不要用冷水洗衣服，不要冒雨涉水；其三，劳逸要适度，只要没有特殊不适，可以从事力所能及的劳动，进行适当的体育活动，但不能参加重体力劳动和激烈的体育活动；其四，饮食要得当，经期常伴有胃肠功能的轻度改变，出现便秘或腹泻，有的人还不想吃东西，所以经期要吃易于消化和营养丰富的饮食，不要吃生冷、辛辣食物，更不能吸烟、饮酒。

在局部清洁方面，月经期间女性应比平时更加注意保持外阴卫生，以免引起外阴、阴道、尿道感染。每天用温水清洗外阴，最好准备专用盆，不要和别人互相串换借用，以免感染滴虫性或真菌性阴道炎等疾病。清洗外阴要用干净的温开水，不要用洗过脸或洗过脚的水。要选用恰当的卫生巾，要勤洗、勤换内裤。此外，大便后要从前往后擦，避免将细菌带进阴道，引起炎症。月经期间应擦澡或淋浴，不要泡澡，以免脏水进入阴道，导致感染。

二、心与小肠相表里，清心能治尿热赤

主要表现：心火下移小肠引起的小便赤热疼痛，主要表现为小便短赤、灼热、疼痛，甚至尿血，可伴有心烦失眠、口苦口渴等。

选方用药：加味导赤散（白茅根 20 克，生地 15 克，竹叶、白术、车前子、滑石各 12 克，栀子、黄连、莲子各 9 克，灯心草 2 克，川木通、龙胆草、生甘草梢各 6 克）。每日 1 剂，水煎取汁，分早晚 2 次服。

调养妙招：服用中成药导赤丸，选用中药竹叶，适当多饮水，服食具有清降心火作用的食疗方，做到心平气和等。

我老家同村的张某，48 岁，平时常常失眠，近段时间不仅心烦失眠，小便

也短少不利，每次解小便都感觉灼热、刺痛，尿色深如浓茶，村医诊断为泌尿系感染，予诺氟沙星胶囊，可吃了几天，一点效果也没有，后来又考虑可能是肝脏疾病引起的黄疸，建议到县医院进一步检查，所以来找我诊治。仔细询问后，我判断张某既不是泌尿系感染，也不是肝脏疾病引起的黄疸，从中医的角度来说是有"火"了，属心火旺盛引起的，乃心火下移于小肠的缘故。后来的检查证实了我的判断，尿常规、血常规、肝功能、彩超等检查都没发现明显异常。我让张某放宽心，不生气，注意休息，适当多饮水，同时给他处方加味导赤散，每日 1 剂，水煎取汁，分早晚 2 次服。如此调理了 10 余天，张某心烦的症状没有了，睡眠改善，小便也恢复正常了。

像张某这种小便短少、灼热、疼痛，同时伴有心烦失眠、口苦口渴的情况，日常生活中实在太常见了，这就是我们平常所说的"上火"了，主要是由于心火旺盛，下移小肠引起的。中医认为，脏与腑的关系，实际上就是阴阳表里的关系，脏属阴，腑属阳，脏为里，腑为表，一脏一腑，一阴一阳，一表一里，相互配合，并有经络相互络属，从而构成了脏腑之间的密切联系。心的经脉属心而络小肠，小肠的经脉属小肠而络心，二者通过经脉的相互络属构成了表里关系，表现在病理方面，如果心有实火，可移热于小肠，引起尿少、尿热赤、尿痛等。

心火下移小肠引起的小便赤热疼痛，主要表现为小便短赤、灼热、疼痛，甚至尿血，同时可伴有心烦失眠、口苦口渴等。也许有人会问，前面所说的张某，检查尿常规、血常规、肝功能、彩超等，都没有发现明显异常，凭什么说他是"上火"了，是心火旺盛、心火下移小肠呢？其实，中西医有着不同的理论体系，"上火"，心火旺盛、心火下移小肠是中医学的说法，心火旺盛、心火下移小肠并不等同于西医学的泌尿系感染、黄疸等，"上火"及心火旺盛、心火下移小肠是通过中医辨证来确诊的，而仪器是检查不出来的。

心与小肠相表里，清心能治尿热赤。对"上火"，心火旺盛、心火下移小肠引起的小便赤热疼痛，应当采取切实可行的措施清降心火，火降了，热清了，心烦失眠、口苦口渴、小便赤热疼痛等诸多不舒服自然而然就缓解了。治疗调养心火旺盛、心火下移小肠引起的小便赤热疼痛，我建议首先做到心平气和，适当多饮水，在此基础上可服用中药汤剂加味导赤散、中成药导赤丸，也可选用中药竹叶，或服食炒丝瓜、素炒大白菜等具有清降心火作用的食疗方进行调养。

加味导赤散是我调治"上火"，消除心火旺盛、心火下移小肠引起的小便赤热疼痛的经验方，其效果不错，一般服用二三剂就能明显见效，再服三五剂，心烦失眠、口苦口渴、小便赤热疼痛等诸多不适就能完全消除。加味导赤散是在导赤散的基础上演变而来的，药物组成为白茅根 20 克，生地 15 克，竹叶、白术、车前子、滑石各 12 克，栀子、黄连、莲子各 9 克，灯心草 2 克，川木通、龙胆草、生甘草梢各 6 克。其用法为每日 1 剂，水煎取汁，分早晚 2 次服。

【小贴士】

心火旺盛、心火下移小肠引起的小便赤热疼痛与西医学的泌尿系感染在症状表现上有相似之处，而小便色黄甚至如浓茶又会使人想到黄疸，当出现小便赤热疼痛时，一定要先找医生咨询就诊，做好鉴别，切不可盲目下心火旺盛的结论。

调养妙招

1. 服用中成药导赤丸

由著名中药方剂导赤散灵活加减，经现代制药技术加工生产而成的中成药导赤丸，具有较好的清热泻火、利尿通便作用，是临床常用的中成药之一，也是一种非处方药。凡火热内盛引起的口舌生疮、咽喉肿痛、心胸烦热、小便短赤、大便秘结等，都可选用导赤丸进行调治。

导赤丸的药物组成为连翘、黄连、栀子、关木通、玄参、天花粉、赤芍、大黄、黄芩、滑石。方中以黄连为主药，清心除烦，泻火解毒；黄芩、连翘泻火解毒，为辅，加强清热解毒之力；佐以栀子通泄三焦之火而导热下行；木通、滑石降火利水，引热下行而从小便得解；大黄泻热通便，使热邪从大便而下；赤芍、玄参、天花粉养阴凉血，一则补被灼之阴，二则防诸药苦燥泻利伤阴之弊。诸药配合，共奏清热泻火、利尿通便之功。导赤丸为大蜜丸，其用法为每次 1 丸（3 克），每日 2 次，用温开水送服。必须指出的是，导赤丸含有关木通，关木通有毒，应严格按用法用量服用，同时不宜长期服用。

对"上火"但不愿意服用中药汤剂或服用中药汤剂不方便的心火旺盛、心火下移小肠引起的小便赤热疼痛者，我通常建议其服用中成药导赤丸，效果不错。应当注意的是，脾胃虚弱者、阴寒内盛者不宜服用导赤丸，对本品过敏者禁用，过敏体质者慎用，服药期间忌烟、酒及辛辣刺激性食物，同时不宜在服药期间同时服用滋补性中药。

有一位朋友，前段时间因家中琐事较多，操心熬夜，心焦着急，不知不觉上火了，不仅心烦急躁，失眠多梦，大便秘结，小便黄少，解小便还有灼热、隐痛的感觉，我让他在调整好心态、注意休息、适当多饮水的同时服用导赤丸，连服1周后，心烦急躁的感觉没有了，大便顺畅了，睡眠香了，小便也恢复正常了。

2. 选用中药竹叶

竹叶具有很好的清热除烦、生津利尿作用，若"上火"了，心火旺了，或者因心火旺盛、心火下移小肠而出现小便赤热疼痛，可选用中药竹叶服用一段时间。

竹叶为禾本科植物淡竹的叶，中医认为其味甘、辛、淡，性寒，具有清热除烦、生津利尿之功效，适用于热病烦渴、口舌生疮、小便短赤等病证。竹叶甘寒入心，功效清心除烦，生津止渴，且可凉散上焦风热之邪，适用于热病伤津、烦热口渴及外感风热之证。竹叶上清心火而解热，下通小便而利尿，能使心火下行，从小便而清，所以常用于心火上炎引起的口舌生疮，以及心移热于小肠所致的小便短赤涩痛等。

竹叶用于调理心火上炎引起的口舌生疮、心移热于小肠所致的小便短赤涩痛等，最简单的方法是单独服用，其用法为每次取竹叶6～15克（鲜品15～30克），水煎取汁，代茶饮用。若将竹叶与木通、生地、甘草梢配合，就是著名的清热利水方剂导赤散，用于调治心经有热引起的口舌生疮、心烦急躁及心移热于小肠所致的小便短赤涩痛等，其效果更好。另外，还可以竹叶为主料制成食疗方调理心火上炎引起的口舌生疮、心烦急躁及心移热于小肠所致的小便短赤涩痛，较常用的有竹叶粥、竹叶甘草茶、竹叶龙胆粥、竹叶猪皮冻。

（1）竹叶粥

用料为鲜竹叶30克，大米100克，白糖适量。将鲜竹叶洗净，与淘洗干净的大米一同放入锅中，加入清水适量，大火煮沸后，改用小火继续煮至米熟粥成，再加入白糖搅匀即可。用法为每日2次，分早晚温热服食。

（2）竹叶甘草茶

用料为鲜竹叶5克，绿茶、甘草各3克，白糖适量。将鲜竹叶洗净，与洗净的甘草、绿茶一同放入茶杯中，用沸水冲泡，加盖闷15分钟即可。用法为每日1剂，代茶饮用。

（3）竹叶龙胆粥

用料为鲜竹叶20克，龙胆草10克，大米100克，冰糖适量。将鲜竹叶、龙胆草水煎去渣取汁，再用药汁与大米一同煮粥，待粥将成时，加入冰糖搅匀，再稍煮片刻即可。用法为每次2次，分早晚温热服食。

（4）竹叶猪皮冻

用料为鲜竹叶 20 克，麦冬 10 克，生地、熟地各 15 克，莲子心 3 克，猪皮适量，食盐少许。将鲜竹叶、麦冬、生地、熟地、莲子心水煎去渣取汁，猪皮洗净切成小块。先将猪皮块放入锅中，加入清水适量，大火煮沸后，改用小火煮至猪皮熟烂时，加入药汁，继续煮至汤液稠厚，冷却成猪皮冻即成。用法为每日晚饭时切一小块猪皮冻，佐餐食用。

3. 适当多饮水

我们可能有过这样的体验：当出汗过多或饮水少时，不仅会出现口干口渴，尿液还会变少、变黄，此时都会很自然地多喝水、多喝汤，这样一来，口干口渴的感觉没有了，尿液也变多、变清了。这样做的好处是显而易见的，不仅能够为身体补充水分，而且还能利尿排毒，达到祛热泻火的目的。尤其是对于心火旺盛的人来说，由于心与小肠相表里，补水排尿的过程可将心的火热通过小肠进而通过尿液排泄而出，这时如果再辅助以其他祛除心火的方法，定能达到事半功倍的效果。

人体的阴与阳、水与火是相对平衡的，如果阴液不足，阳热自然就旺盛了，水少了，火也就上来了。心火旺盛、心火下移小肠的人，一般多有摄入辛热食物过多、操心劳累耗伤阴液等情况存在，体内水液不足，自然火热就多了起来，此时要做的是及时补充阴液，促使火热排泄。适当多饮水，就相当于补充了阴液；饮水量增加使尿液增多，通过小便排泄火热。阴液充足了，火热排泄了，阴与阳、水与火恢复了相对平衡，身体的诸多不适自然也就消除了。由上不难看出，心火旺盛、心火下移小肠而出现小便赤热疼痛时，适当多饮水是很必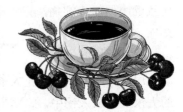要的。验之临床，当有小便短赤、灼热、疼痛，心烦失眠、口苦口渴的情况出现时，通过适当多饮水、多喝茶，就可使上述诸多不适明显缓解甚至消除。

对心移热于小肠所致的小便短赤涩痛者来说，适当多饮水是日常生活中简单易行的自我调养方法，此外，在茶水中适当加入具有清泻心火作用的中药如竹叶、栀子、莲子心等，制成竹叶茶、栀子茶、莲子心茶等药茶饮用，其效果会更好。

需要指出的是，这里说的是适当多饮水，"适当"二字十分重要，饮水应注意适时适量，毫无节制地大量饮水，不但难以获得应有的调养效果，还容易引发上腹部胀满不适、恶心呕吐等，甚至引起水中毒。

4. 服食具有清降心火作用的食疗方

对心火旺盛、心火下移小肠而出现小便赤热疼痛的朋友来说，注意饮食调养是十分必要的。当以清淡易于消化为原则，戒除吸烟饮酒，不吃辛辣、肥腻、容易上火的食物，同时还可服食下列具有清降心火作用的食疗方进行调养。

（1）炒丝瓜

用料有嫩丝瓜 250 克，植物油、蒜片、虾皮、酱油、食盐、香油各适量。将丝瓜刮去皮、洗净，切成片，放入盘中备用。炒锅置于旺火上，加入植物油烧热，放入蒜片、虾皮，翻炒出香味后下丝瓜片，再加食盐、酱油，继续翻炒至丝瓜片熟透，淋上香油即成。用法为每日 1～2 次，佐餐食用。

（2）素炒大白菜

用料有大白菜 250 克，植物油 10 克，酱油 25 克，食盐适量。将白菜洗净，切成段状，备用。炒锅置于旺火上，放入植物油，烧热后把切好的白菜放入锅中，用旺火快炒至半熟，放入酱油、食盐，再稍炒片刻至熟即可。用法为每日 1～2 次，佐餐食用。

（3）鲜藕绿豆粥

用料有鲜藕 50 克，绿豆、大米各 30 克，白糖适量。先将绿豆洗净，放入锅中，加入清水适量，煮沸后再加入淘洗干净的大米，煮至绿豆、大米半熟时，加入洗净切成小片的鲜藕，继续煮至绿豆、大米熟透粥成即可。用法为每日 2 次，分早、晚温热服食。

（4）茼蒿炒笋丝

用料有茼蒿 100 克，莴笋 150 克，植物油、食盐各适量。将茼蒿去老茎，洗净切成小段，莴笋去外皮，洗净切成细丝。炒锅置于旺火上，放入植物油，烧至八成热，放入笋丝翻炒片刻，再加茼蒿段同炒，放入食盐，加水焖熟即成。用法为每日 1～2 次，佐餐食用。

（5）荸荠雪梨粥

用料有雪梨 1 个，百合 15 克，荸荠、大米各 100 克，冰糖适量。将雪梨洗净、去皮核，切成薄片；荸荠洗净、去皮，切成小块状；百合洗净。把淘洗干净的大米放入锅中，加入清水适量，大火煮沸后，加入雪梨片、荸荠块和百合，改用小火慢煮，待粥将成时调入冰糖搅匀，再稍煮即可。用法为每日 1 剂，分 1～2 次温热服食。

5. 做到心平气和

从五行的角度来讲，肝属木，心属火，木能生火，情志不调、生气恼怒导致肝气不舒，容易郁而化火，尽管引起心火旺盛的原因与饮食不调、生活习惯不良等诸多因素有关，然而最重要的还是精神情志方面的因素。心为"君主之官""精神之所舍"，精神情志的异常变化首先会影响心的正常功能，并可化生心火。俗话说"心静自然凉"，《黄帝内经》中也有"恬淡虚无，精气从之，精神内守，病安从来"的论述，想克服心火旺盛，就要疏泄肝木，解除肝郁，防止郁而化火，学会调节情志，做到不生气、少思虑、心平气和、心中宁静，避免情志受到影响，化生心火。

【小贴士】

　　心火旺盛的出现与精神情志因素密切相关，也是致使心火下移小肠进而引发小便赤热疼痛最直接的原因，"心静自然凉"，"心神宁静人健康"，要调养心火下移小肠引起的小便赤热疼痛，就应注意调节精神情志，保持心态平和，做到不生气、少思虑。

三、胃中有热常口臭，清热和胃治口臭

主要表现：胃中积热引起的口臭，主要表现为口臭，同时常伴有口干口苦、上腹部胀满、大便秘结等。

选方用药：清胃和中汤（白术、栀子、陈皮、生地各12克，焦建曲、焦麦芽、白芍、厚朴、半夏、枳实各10克，黄连、柴胡各9克，甘草6克）。每日1剂，水煎取汁，分早晚2次服。

调养妙招：服用中成药，按揉内庭穴，食用苦瓜及以其为主要原料制成的食疗方，饮用药茶，选用炒三丝、芦笋海螺汤、三丝豌豆苗汤等食疗方。

提起口臭，可以说无人不知，无人不晓，因为不少人会时不时出现口臭，让人感到烦恼和尴尬。口臭的发生与胃中积热有关。中医认为胃为六腑之一，乃"水谷之海"，具有主受纳饮食和腐熟水谷的功能，以降为和。由于饮食无节制，嗜食辛辣、油腻之食物，以及饮酒等，很容易伤及胃腑，导致气机壅塞，升降失常，胃中积热，胃热上逆，不可避免地出现口臭。这就好像农村的土灶台，下面有火了，烟自然会顺着烟囱往上冲，胃中郁热腐熟消化食物产生的气味上冲于口腔，其腐臭难闻的味道就出现了。

我们单位的肖某，平时喜欢吃辣椒，还喜欢饮酒，近几个月来一直口臭，同

时还伴有上腹部胀满、大便秘结，刷牙、漱口、吃口香糖都无济于事，让他不好意思在众人面前开口讲话，于是便找到我，想服中药调理。肖某的这种情况是因为饮食不注意，加之饮酒，致使胃中积热造成的，我叮嘱他控制饮食，戒除饮酒，在此基础上给他处方清胃和中汤，每日1剂，水煎取汁，分早晚2次服。如此调理了半个多月，上腹部胀满消失了，大便顺畅了，口臭也祛除了。

调治胃中积热引起的口臭，首先应当注意控制饮食，做到饮食有规律。不控制饮食，不注意饮食调养，依旧喝酒、吃大鱼大肉，再好的药也难以治好口臭。胃中有热常口臭，清热和胃治口臭。用中药治疗胃中积热引起的口臭，当以清热和胃、消食和中为原则，我通常选用清胃和中汤，疗效不错，一般服用3～5剂口臭就能明显减轻，继续服用1～2周后，绝大多数人的口臭能完全消除。清胃和中汤是我治疗胃中积热引起口臭的经验方，其药物组成为白术、栀子、陈皮、生地各12克，焦建曲、焦麦芽、白芍、厚朴、半夏、枳实各10克，黄连、柴胡各9克，甘草6克。用法为每日1剂，水煎取汁，分早晚2次服。

记得20世纪80年代中期我刚参加工作的时候，很少有因为口臭而到医院咨询、就诊者，可进入21世纪后的这些年，我几乎每天都会遇到因口臭而咨询、就诊者。到门诊咨询、就诊的口臭者之所以明显增多，除了人们的保健意识增强之外，主要是由于当今人们的生活水平不断提高，饮食结构出现变化，进食过多的辛辣、油腻食物，以及饮酒过多，致使口臭者明显增多。回想20世纪70～80年代，人们刚刚解决温饱问题，饮食以谷物和蔬菜为主，可如今，因为饮酒、吃肉、饮食过于油腻引发的高脂血症、高血压、冠心病、糖尿病、肥胖症等越来越多。优越的生活条件有利也有弊，我们要增强自我保健意识，重视控制饮食，同时还要加强体育锻炼，建立健康、文明、科学的生活方式。

【小贴士】

在胃中积热引起的口臭者中，有一部分伴有大便秘结，对于伴有大便秘结者，必须采取切实的措施保持大便通畅，大便顺畅了，火热便有了下行的出路，胃中积热才能得以清除，口臭自然就消失了。

调养妙招

1. 服用中成药

口臭多见于平时吃油腻食物及饮酒过多者，若不愿服用或煎煮中药汤剂

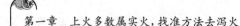

不方便，我常建议其服用中成药，其中胃舒片、大黄清胃丸、清胃和中丸、藿香清胃片等，都有不错的效果。

（1）胃舒片

药物组成：鸡蛋壳、天花粉、浙贝母。

功能主治：清热和胃，制酸止痛。用于肝胃郁热引起的泛酸嘈杂，胃脘疼痛，口苦口干，腹胀，以及胃中积热引起的口臭等。

用法用量：每次4片（每片0.6克），每日3次，温开水送服。

注意事项：忌食辛辣刺激性食物，孕妇慎用。

（2）大黄清胃丸

药物组成：大黄、槟榔、黄芩、羌活、牵牛子、芒硝等。

功能主治：行气导滞，泻火通便。用于肠胃积热、饮食停滞所致的便秘，主要症状为大便干燥秘结，伴有口舌干燥，面红身热，不思饮食，腹胀腹痛，小便短赤等，也用于胃中积热引起的口臭。

用法用量：每次1丸（每丸9克），每日2次，温开水送服。

注意事项：孕妇忌服。

（3）清胃和中丸

药物组成：黄芩、黄连、黄柏、生石膏、大黄、槟榔、青皮、陈皮、枳壳、香附、当归、莪术、木香、牵牛子。

功能主治：清胃，导滞。用于胃热气滞引起的脘腹胀满，烦热口苦，恶心呕吐，食欲不振，大便秘结，也用于胃中积热引起的口臭。

用法用量：每次1丸（每丸6克），每日2次，温开水送服。

注意事项：孕妇禁用，年老体弱无大便秘结者慎用。本品为实证而设，虚证禁用。

（4）藿香清胃片

药物组成：广藿香、枸杞子、防风、南山楂、六神曲、甘草。

功能主治：泻脾胃伏火，醒脾消滞。用于脾胃伏火引起的消化不良，脘腹胀满，不思饮食，口苦口臭等，对胃中积热引起的口臭有较好效果。

用法用量：每次3片（每片0.5克），每日3次，温开水送服。

注意事项：脾胃虚寒者禁用。

2. 按揉内庭穴

要清除胃中积热引起的口臭，必须清泻胃火，清泻胃火首选内庭穴。内庭穴具有很好的清泻胃火作用，凡是胃火引起的牙痛、咽喉痛、鼻出血、口臭、泛酸、便秘等，都可以通过按揉内庭穴进行调养。

内庭穴位于足背，当第2、3趾间，趾蹼缘后方赤白肉际处。取穴时，正坐垂足或仰卧，在第2跖趾关节前方，第2、3趾缝间的纹头处，即为内庭穴。《灵枢·本输》中说："内庭，次趾外间也，为荥"，《难经·六十八难》中说："荥主身热"，说明荥穴主要应用于发热病证，"荥"有泉水已成小流的意思。内庭穴之所以能有效地泻胃火，是因为内庭穴是足阳明胃经的荥穴。内庭穴具有清胃泻火、理气止痛之功效，称得上是热证、上火的克星，按揉内庭穴犹如打开了泻火的通道，能祛胃火，化积滞，调养胃中积热引起的口臭。

按揉内庭穴的方法比较简单，通常以拇指的指腹按住此穴，稍用力按揉，以出现酸胀感为宜，每侧按揉2～3分钟，两侧交替进行，每天早晚各按揉1次。也可以用按摩棒点按，这样对穴位的刺激更充分。

需要特别说明的是，内庭穴还有一个特别的作用就是抑制食欲，所以想减肥的人士更要记住内庭穴。刺激内庭穴之所以能抑制食欲，关键是内庭穴能够泻胃火。食欲旺盛，很重要的一个原因就是胃火旺盛，刺激内庭穴可以将胃中过盛的火气降下来，从而抑制食欲。另外，因胃火导致牙龈肿痛的时候，按揉内庭穴也有很好的治疗调养效果。

3. 食用苦瓜及以其为主要原料制成的食疗方

要消除胃中积热引起的口臭，不能单纯依靠药物，要注意饮食调养，改变不良的饮食习惯。进食要定时、定量，不可过饥、过饱，注意细嚼慢咽，饭菜要适口、易于消化，忌食辛辣刺激性食物，少吃过甜、过咸及容易产气产酸的食物，适当多吃新鲜蔬菜和水果。味苦的蔬菜多性寒，如苦瓜、苦苣、蒲公英等，均有降胃火的功效，较适合于调养胃中积热引起的口臭，这当中，我推崇食用苦瓜及以其为主要原料制成的食疗方。

苦瓜也称"癞瓜""凉瓜"，为葫芦科藤本植物苦瓜的果实，以其味苦、性寒而得名。《本草纲目》中记载苦瓜"除邪热、解劳乏，清心明目"，苦瓜是人们常吃的清凉蔬菜，因其具有清热明目、解毒之功，所以很适合热病烦渴、中暑、痢疾、目赤疼痛及疮疡、丹毒、恶疮等患者食用，也是胃中积热口臭者的食疗佳品。

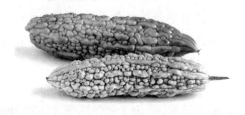

苦瓜味苦中带甘，嫩而清香，食后令人回味无穷，胃口顿开，是一味地地道道的良药佳菜。苦瓜含有苦

瓜苷、多种氨基酸、半乳糖醛酸、钙、磷、铁、多种维生素、果胶等成分，是瓜类中含维生素 E 及维生素 C 最多的品种，营养丰富。苦瓜能促进胃肠蠕动，具有一定的通便作用，尤其适宜于胃中积热口臭伴有便秘者食用。应当注意的是，苦瓜虽好也不宜多吃，脾胃虚寒者不宜食用。

苦瓜的食用方法多样且方便，可凉拌生食，也可煎、炒、焗、烧，荤素均宜。最简单的做法是凉拌苦瓜，先用开水焯一下，再切成细丝，然后用酱油、麻油、糖、葱、醋一起凉拌。就调理胃中积热引起的口臭来说，除凉拌苦瓜外，还可食用干煸苦瓜、苦瓜瘦肉煲、苦瓜炒鸡蛋等以苦瓜为主要原料制成的食疗方。

（1）干煸苦瓜

用料有苦瓜 2 根，辣酱、豆豉等调味料各适量。将苦瓜洗净，切开后去瓤，切成片状，配以适量的辣酱、豆豉等调味料，放入油锅干煸即成。此食疗方味苦而辣，醇香可口，是下饭的佳肴，同时还有清胃热的作用。

（2）苦瓜瘦肉煲

用料有猪瘦肉 100 克，苦瓜 1 根，食盐、淀粉、蚝油、植物油各适量。将猪瘦肉洗净、剁碎，加蚝油、食盐、淀粉适量，混合均匀；苦瓜洗净，横切成 2 厘米长的筒状块，挖去瓜瓤，填入瘦肉泥。炒锅置于旺火上，加入植物油，烧热后下苦瓜块爆炒片刻，即用漏勺捞起，再放入瓦锅内，加入清水适量，小火焖 1 小时，瓜烂味香即成。此食疗方营养丰富，味香可口，同时还有较好的清热泻火功效。

（3）苦瓜炒鸡蛋

用料有苦瓜 1 根，鸡蛋 2 个，食盐、植物油各适量。将苦瓜洗净，切开后去瓤，切成细丝，炒锅置于旺火上，加入植物油，烧热后倒入打散的鸡蛋翻炒，再加苦瓜继续炒 3 分钟左右，加入食盐调味即可。此食疗方具有较好的清胃泻火功效，很适合胃中积热引起的口臭者食用。

4. 饮用药茶

"这段时间我一直口臭，苦恼得不得了，您有没有好的药茶？""我爱人说我近半个月来口臭难闻，可能是胃中有热了，麻烦您给我介绍个清胃热的药茶方。"在门诊中，我时常遇到这样的咨询者。的确，经常口臭的人有很多，饮用清胃热的药茶是自我调养的好办法。用药茶调养胃中积热引起的口臭，我常推荐饮用山楂茶、竹叶茶、萝卜蜂蜜茶、决明子蜂蜜茶等。

（1）山楂茶

用料为山楂片 25 克，绿茶 2 克。将山楂片、绿茶混合后一同放入锅中，加入清水适量，煮沸 5 分钟即成。用法为每日 1 剂，代茶饮用。此药茶中山楂具有消食健胃、行气散瘀之功效，绿茶具有清头目、除烦渴、消食、化痰的功效，二者配合，能开胃、助消化、清内热，对胃热引起的口臭有很好的调养作用。

（2）竹叶茶

用料为鲜竹叶 15 克。将鲜竹叶洗净，放入砂锅中，加入清水适量，煎取汁液即可。用法为每日 1 剂，分早晚 2 次代茶饮用。竹叶味甘、辛、淡，性寒，归心、胃、小肠经，具有很好的清热除烦作用，饮用竹叶茶对清除胃热、预防和调养口臭十分有益。

（3）萝卜蜂蜜茶

用料为白萝卜 120 克，绿茶 3 克，蜂蜜 25 毫升。将白萝卜捣烂取汁，绿茶用沸水冲泡 5 分钟后滗出茶汁，把白萝卜汁、绿茶汁混合后再加蜂蜜调匀，蒸热即可。用法为每日 1 剂，频频饮用。此茶中，白萝卜性平，具有消积滞、化痰止咳之功效，绿茶能清胃热，蜂蜜具有润肠通便的功效，三者配合，对胃火食滞、大便不通有较好的调养作用，能消除胃中积热引起的口臭。

（4）决明子蜂蜜茶

用料为决明子 30 克，蜂蜜 30 毫升。将决明子炒至微黄色，研为细末，放入保温杯中，用适量沸水冲泡，加盖闷 5～10 分钟，再加入蜂蜜搅匀即可。用法为每日 1 剂，分早晚 2 次代茶饮用。此药茶中，决明子具有较好的清热润肠通便作用，蜂蜜也有一定的润肠通便功效，二者配合，其清热通便功效更强，适宜于调养胃中积热引起的口臭，尤其适宜于口臭伴有大便秘结者。

5. 选用食疗方炒三丝、芦笋海螺汤、三丝豌豆苗汤

除上面介绍的食用苦瓜及以其为主要原料制成的食疗方，饮用山楂茶、竹叶茶、萝卜蜂蜜茶、决明子蜂蜜茶等药茶外，炒三丝、芦笋海螺汤、三丝豌豆苗汤等食疗方也都有很好的清胃热、祛口臭功效，可以选择食用。

（1）炒三丝

用料为土豆、胡萝卜各 150 克，芹菜 100 克，植物油、食盐、食醋、淀粉、大葱段、生姜片各适量。将土豆去皮、洗净，切成细丝；胡萝卜洗净，切成细丝；芹菜洗净，切成丝。先把土豆丝、胡萝卜丝、芹菜丝用开水焯烫，再用凉水过凉，沥干水分。炒锅置于旺火上，加入植物油，烧热后放入大葱段、生姜片爆香，再加入土豆丝、胡萝卜丝、芹菜丝，翻炒后加入适量食醋、食盐炒匀，用淀粉勾芡出锅即可。土豆、胡萝卜配合，有健脾益气、和胃调中的功效，而芹菜可清胃火、润肠道，三者配合制成炒三丝，调脾胃、和中焦、清胃火、润肠道，很适合胃中积热引起的口臭及胃肠积热引起的便秘者食用。

（2）芦笋海螺汤

用料为海螺 250 克，芦笋 150 克，木耳 30 克（水发），大葱段、生姜片、植物油、料酒、食盐各适量。将海螺、芦笋分别洗净，切成薄片，炒锅置于旺火上，加入植物油，烧热后爆香大葱段、生姜片，再放入海螺片、芦笋片、料酒煸炒几分钟，之后加入木耳及高汤，焖煮至海螺片、芦笋片熟透后，加入食盐调味即可。芦笋有清热解毒之功效，海螺对于胃热也有调养的作用，二者配合制成芦笋海螺汤，能清热和胃调养口臭，适合于胃中积热引起的口臭者食用。

（3）三丝豌豆苗汤

用料为豌豆苗、竹笋、鲜香菇、胡萝卜各 50 克，料酒、清汤、食盐、生姜丝、香油各适量。将豌豆苗洗净，沥干水分，用开水焯烫备用；竹笋、香菇、胡萝卜分别洗净，一同放入锅中，加入清水适量煮熟，捞出晾凉后分别切成细丝。之后将清汤烧开，加入豌豆苗、竹笋丝、香菇丝、胡萝卜丝及料酒、食盐、生姜丝，煮沸后淋上香油即可。这道汤可补益脾胃，解除热毒，调胃和中，并可提供丰富的膳食纤维，有助于缓解胃热便秘、消除口臭，很适合胃中积热引起的口臭及胃肠积热引起的便秘者食用。

【小贴士】

胃中积热口臭的发生与饮食无节制、吃油腻食物及饮酒过多密切相关，注意饮食调养对消除胃中积热引起的口臭十分重要。不注意调节饮食，很难祛除口臭。

对口臭者来说，除了注意饮食调养，平时重视饮食的均衡，少吃荤腥肥腻、辛辣的食物，多吃新鲜蔬菜、水果外，在日常生活习惯方面，还要坚持每天早晚刷牙和饭后漱口，必要时还可以到门诊洗牙洁齿，以保持口腔清洁卫生，这些都是避免口臭的重要措施。

四、肺胃蕴热脸长痘，调理肺胃能治痘

主要表现：肺胃蕴热引发的青春痘，主要表现为颜面尤其是额头、面颊、鼻旁长有粉刺、丘疹、脓疱、结节等，时轻时重，同时常伴有口苦口臭、大便干结等。

选方用药：加减枇杷清肺饮（茯苓、薏苡仁、枇杷叶、桑白皮、黄芩、麦芽各 12 克，苦参、丹参、栀子、黄连、黄柏各 9 克，大黄、生甘草 6 克）。每日 1 剂，水煎取汁，分早晚 2 次温服。

调养妙招:选用消痤丸、金花消痤丸、清热暗疮片等中成药,应用中药单方,食用番茄,在大椎穴上刺络拔罐,综合调养等。

小贺,25岁,上大学时是班里的美男子,2年前参加工作,在某酒厂做业务员。半年前,不经意间颜面部突然长了很多痘痘,美丽的容颜不见了,满脸的青春痘给小贺带来了无尽的烦恼,昔日的大学同学见了也嘲笑他。为此,他想了很多办法去"战痘",但效果都不太明显,痘痘一点消退的迹象都没有,于是想服中药调理一段时间。

原来,小贺入职后,由于工作原因,不仅生活没有规律,时常熬夜,还要经常应酬,吃辛辣、油腻食物及饮酒较多。小贺这种情况就是我们平常所说的体内有热了,"火气"大了,从中医的角度来讲是由于饮食不当及饮酒,致使肺胃蕴热造成的。我叮嘱他树立战胜疾病的信心,保持规律化的生活起居,饮食做到富有营养、清淡易于消化,戒除饮酒,同时给他处方加减枇杷清肺饮,每日1剂,水煎取汁,分早晚2次温服。如此调理了3周,脸上的痘痘似乎有所消退、减少,守方继续调理月余,痘痘竟完全消失了。之后,我把加减枇杷清肺饮变换剂型制成蜜丸,每次1丸(重约6克),每日2次,嘱其再服3个月,以巩固疗效。随访1年,未见复发。

爱美之心人皆有之,无论是男性同胞还是女性朋友,都想拥有一张漂亮光滑的脸蛋,可是有些人脸上偏偏长了很多痘痘。小小的青春痘不仅仅是脸面的事,还能打击你的自信心,真是一件让人头痛的事。很多人为了寻找祛痘的良药妙方而花费了不少心思。其实,青春痘也没什么大不了的,只要认清它的本质,采取切实可行的措施进行治疗调养,那么一切问题就不再是问题了。

青春痘又称"痤疮""粉刺",多见于青春期男女,与内分泌功能旺盛、失调有关,是一种毛囊皮脂腺的慢性炎症性疾病,主要发生在面部,表现为粉刺、丘疹、脓疱、结节、囊肿等,常伴有面部皮脂腺分泌过多。痘痘在面部大量、反复出现,严重影响美观,特别是严重的结节囊肿型痤疮还会在面部遗留增生性瘢痕,给患者造成永远的"痛"。中医认为青春痘的发病是由于生活没有规律,过食辛辣、油腻之物,加之生气恼怒等不良情绪的影响,致使脏腑功能失调,肺胃蕴热,循经上攻,蕴蒸于颜面造成的,简单地说就是"上火"了。也许您要问,前面已经说过"上火"能引起月经提前、小便赤热疼痛、口臭,这里又说"上火"引发青春痘，"上火"引起的身体不舒服怎么这么多啊？这是因为虽然都是"上火"，但"上火"的病位不同、个体先天禀赋差异，所以引起的身体不舒服也就多种多样了。

肺胃蕴热脸长痘，调理肺胃能治痘。治病必求于本，要治疗调养青春痘，使青年男女远离脸部痘痘的烦恼，必须采取切实可行的措施，从清除肺胃蕴热上下功夫，调整脏腑功能，使肺胃热清，脏腑通利，脾胃调和，则青春痘自可逐渐吸收消散。我用中药治疗青春痘，通常选用加减枇杷清肺饮。枇杷清肺饮来源于《外科大成》，由人参、枇杷叶、甘草、桑白皮、黄连、黄柏六味药组成，具有清泄肺热之功效，现今临床中多以此为基础随症加减，用于治疗青春痘。我以枇杷清肺饮为基础，经过变通，组成加减枇杷清肺饮治疗青春痘，效果不错。加减枇杷清肺饮的药物组成为茯苓、薏苡仁、枇杷叶、桑白皮、黄芩、麦芽各12克，苦参、丹参、栀子、黄连、黄柏各9克，大黄、生甘草6克。用法为每日1剂，水煎取汁，分早晚2次温服。

在加减枇杷清肺饮方中，枇杷叶、桑白皮清肺热，降肺火，为主药；黄芩、黄连、黄柏合用，黄芩主清上焦肺热，黄连专泄中焦胃火，黄柏主泄下焦湿热，三者共为辅药，助主药加强清肺泄热之力；栀子苦寒专清热邪，泻火除烦且凉血，善清上、中、下三焦热邪，再加茯苓、薏苡仁健脾利湿，丹参活血化瘀、改善微循环，麦芽消食和胃，苦参祛湿止痒，大黄泻热通便，共为佐药；生甘草清热解毒，调和诸药，为使药。诸药配合，共同发挥清泄肺胃热邪之功效，使肺胃热清，脏腑通利，脾胃调和，湿热消散，则粉刺、丘疹、脓疱、结节等自可逐渐消散，皮肤恢复正常。

青春痘在青年人群中十分常见，其治疗除服用中药汤剂，选用消痤丸、金花消痤丸、清热暗疮片等中成药外，也可应用中药单方，或在大椎穴上用刺络拔罐的方法进行调治。当然，青春痘的治疗应当是综合的，戒除饮酒，远离辛辣、油腻、甘甜之食物，保持规律化的生活起居，不要乱挤青春痘，保持心情舒畅等，也都是应当特别注意的。

【小贴士】

青春痘是一种慢性皮肤病，病程较长，治疗取效较慢，不可能一蹴而就，急于求成是不切实际的，调治青春痘应有打持久战的准备。此外，青春痘容易复发，有相当一部分人群治愈一段时间后复发，注意巩固治疗、预防复发也相当重要。

调养妙招

1. 选用消痤丸、金花消痤丸、清热暗疮片等中成药

青春痘的调治取效较慢，用药时间长，服用中药汤剂多有不便，选用消痤丸、金花消痤丸、清热暗疮片等中成药，不仅疗效肯定，而且服用方便，人们乐于接受。当因满脸青春痘而苦恼时，不妨选用下列中成药服用一段时间。

（1）消痤丸

药物组成：石膏、金银花、龙胆草、大青叶、黄芩、野菊花、玄参、蒲公英、柴胡、紫草、麦冬、升麻、石斛、竹茹、淡竹叶、夏枯草。

功能主治：清热解毒，凉血通脉。用于青年脸部痤疮及皮肤湿疹、皮炎等皮肤病。

用法用量：每次6克（30粒），每日3次，温开水送服。

注意事项：忌烟酒、辛辣、油腻及腥发食物，对本品过敏者禁用，过敏体质慎用，孕妇禁用，用药期间不宜同时服用温热性药物。

（2）金花消痤丸

药物组成：栀子、山银花、黄芩、大黄、黄连、桔梗、薄荷、黄柏、甘草。

功能主治：清热泻火，解毒消肿。用于肺胃热盛所致的痤疮，粉刺，口舌生疮，胃火牙痛，咽喉肿痛，目赤，便秘，尿黄赤等。

用法用量：每次4克（1袋），每日3次，温开水送服。

注意事项：忌食辛辣、油腻食物，脾胃虚弱及便溏者慎用，服药后若出现胃脘不适、食欲减退或大便溏软应减量或停服，感冒时不宜服用，对本品过敏者禁用，过敏体质慎用，孕妇忌服。

（3）清热暗疮片

药物组成：金银花、大黄浸膏、穿心莲浸膏、人工牛黄、蒲公英浸膏、珍珠层粉、山豆根浸膏、甘草、栀子浸膏。

功能主治：清热解毒，凉血散瘀。用于痤疮（粉刺）。

用法用量：每次2～4片（每片0.21克），每日3次，温开水送服，14天为一个疗程。

注意事项：忌食辛辣、腥发食物，脾胃虚弱者及孕妇慎用，对本品过敏者禁用，过敏体质慎用，服药后若出现胃脘不适、食欲减退、大便稀溏应停服。

（4）解毒痤疮丸

药物组成：大黄、连翘、栀子、黄芩、赤芍、桑白皮、枇杷叶、丹皮、甘草。

功能主治：清肺胃，解热毒，消痤疮。用于痤疮肺胃热盛证，症见皮肤局部

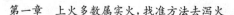

粉刺，丘疹，脓疱，以及面红，口渴，口臭，小便短黄，大便秘结，舌红苔黄等。

用法用量：每次6克（1袋），每日3次，温开水送服，4周为一个疗程。

注意事项：忌烟酒、辛辣、油腻及腥发食物，不宜在服药期间同时服用滋补性中药，脾胃虚寒者禁用，脾虚便溏者慎用，孕妇慎用，哺乳期妇女不宜服用，对本品过敏者禁用，过敏体质慎用，服药后若大便次数增多且不成形应酌情减量。

（5）美诺平颗粒

药物组成：白花蛇舌草、金银花、连翘、地黄、丹皮、赤芍、黄芩、桑白皮、石膏、丹参、皂角刺、防风、甘草。

功能主治：清热解毒，凉血散瘀。用于肺热血瘀所致的寻常型痤疮，症见皮疹红肿，或有脓疱结节，用手挤压有小米粒样白色脂栓排出，伴有颜面潮红，皮肤油腻，大便秘结，舌质红，苔薄黄，脉弦数。

用法用量：每次6克（1袋），每日3次，温开水送服。

注意事项：忌烟酒、辛辣、油腻及腥发食物，对本品过敏者禁用，过敏体质慎用，孕妇禁用，用药期间不宜同时服用温热性药物。

（6）复方珍珠暗疮片

药物组成：山银花、蒲公英、黄芩、黄柏、猪胆粉、地黄、玄参、水牛角浓缩粉、山羊角、当归尾、赤芍、酒大黄、川木通、珍珠层粉、北沙参。

功能主治：清热解毒，凉血消斑。用于血热蕴阻肌肤所致的粉刺、湿疮，症见颜面部红斑、粉刺疙瘩、脓疱，或皮肤红斑丘疹、瘙痒，以及痤疮、红斑丘疹性湿疹见上述证候者。

用法用量：每次4片（每片0.33克），每日3次，温开水送服。

注意事项：忌烟酒、辛辣、腥发食物，孕妇及脾胃虚寒者慎用，对本品过敏者禁用，过敏体质慎用，服药期间不宜同时服用温热性药物。

2. 应用中药单方

中药单方调治青春痘也有一定效果，当脸上有青春痘时，可应用下列单方调理。需要说明的是，应用中药单方一定要在医生的指导下进行，若用后无效或反而加重，应立即停用，选用其他治疗方法。

方法一：紫草10克，丹参15克。用法为每日1剂，水煎取汁，分早、中、晚3次服。

方法二：黄芩15克。用法为每日1剂，水煎取汁，分早、晚2次温服，20日为一个疗程。

方法三：新鲜芦荟适量。用法为将新鲜芦荟捣烂后取汁液，涂抹患处，每日2～3次，10日为一个疗程。

方法四：丹参、白花蛇舌草各20克，紫草10克，制大黄9克，神曲15克。用法为每日1剂，水煎取汁，分早、晚2次服。

方法五：杏仁、鸡蛋清各适量。用法为将杏仁去皮捣碎，拌少量鸡蛋清，每晚临睡时涂抹患处，第二天早晨清洗干净，可连续使用1～2周。

3. 食用番茄

饮食不当，过食辛辣、油腻之物，以及饮酒等，是导致肺胃蕴热、诱发青春痘的重要原因之一，遵循饮食宜忌，避免食用辛辣、油腻之物，戒除饮酒，适当食用具有清泄肺胃作用的食疗方，是治疗调养青春痘、促使其尽快康复的重要措施。在饮食的选择上，我建议有青春痘的朋友适当多吃番茄。

番茄又名西红柿、洋柿子、番李子，是茄科植物番茄的新鲜成熟果实，我国各地均有种植。中医认为番茄味甘、酸，性微寒，具有生津止渴、凉血平肝、滋阴补肾、健胃消食、润肠通便、清热解毒等功效。番茄是日常生活中常食之蔬菜，尤其适合于热病伤津口渴、食欲不振、暑热内盛、咽喉肿痛、肝肾阴虚、胃肠积热及肝胆热盛者食用，肺胃蕴热引发的青春痘者也应适当多吃。

现代研究表明，番茄含有蛋白质、脂肪、糖类、维生素 B_1、维生素 B_2、维生素 C、维生素 P、纤维素及钙、磷、铁、锌等成分，其营养丰富，是果、蔬、药兼备的食物。番茄含有大量的维生素 C，不仅能防治维生素 C 缺乏症、预防感冒、促进伤口愈合，还有抗氧化作用，对降低胆固醇、防治动脉硬化有肯定的作用。番茄中的番茄素有助消化和利尿作用，可改善食欲。番茄含有较多的纤维素，可促进肠蠕动，有助于正常排便。番茄中的黄酮类物质有显著的降压、止血、利尿作用，番茄中无机盐含量也非常高，属高钾低钠食品，有利于降压、改善血管功能和保护心肌细胞。番茄中 B 族维生素含量非常高，其中包括具有保护心脏和血管、防治高血压的重要物质——芦丁。常吃番茄对脑动脉硬化、高血压、脑血栓、冠心病、神经衰弱、咽喉肿痛、便秘、痤疮、痔疮、肛裂等多种疾病有辅助治疗作用。对于肺胃蕴热引发的青春痘者来说，食用番茄好似一剂良药，能健胃消食，润肠通便，清热解毒，改善或消除口苦口臭、大便干结等症状，促使粉刺、丘疹、脓疱、结节逐渐消散吸收，使皮肤恢复正常，所以宜适当多吃。番茄有多种食用方法，既可当水果生食，也可当蔬菜炒煮、烧汤佐餐等。另外，还可将番茄加工成番茄汁或番茄酱长期保存，以供食用。

4. 在大椎穴上刺络拔罐

所谓刺络拔罐，是指选定治疗的部位或穴位后，先对局部皮肤进行消毒

（通常用碘伏消毒），之后用梅花针或三棱针快速点刺，以皮肤红润稍有渗血为宜，再将火罐或抽气罐吸拔在刺血的部位。大量临床实践证明，在大椎穴上刺络拔罐是调治青春痘行之有效的方法。

大椎穴在后正中线上，第7颈椎棘突下凹陷中，乃督脉之穴。督有总督、督促之意，督脉行于人体脊背正中，上至头面，入络于脑，具有统率和督促全身阳经脉气的作用，故督脉有"总督诸阳"和"阳脉之海"之称，而阳经又常为热毒蕴积。大椎穴位于人体背部最上端，并且是手足三阳经与督脉的交会穴，故为阳中之阳穴，具有统领一身之阳气、联络一身之阴气的作用。在大椎穴上刺络拔罐，能调节阴阳，疏通经络，活血化瘀，清热解毒，起到畅达气机、祛除邪气、泻肺胃蕴热等作用，可增强机体抵抗力，预防和治疗调养感冒、咳嗽、头痛、中风等，也是调治青春痘常用的方法。

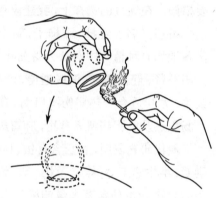

拔火罐之闪火法

在大椎穴上刺络拔罐，方法较为简单。取端坐位，头颈部稍向前倾，充分暴露大椎穴，用碘伏将局部皮肤消毒，之后取梅花针或三棱针在大椎穴处轻叩或点刺3～5下，再将火罐或抽气罐吸拔于大椎穴上，放血量为3～5毫升。通常每周治疗2次，8次为一个疗程。

需要注意的是，在大椎穴上刺络拔罐应在严格消毒的前提下进行，大椎穴处皮肤有溃疡、水肿者不宜拔罐，常有自发性出血或损伤后出血不止者也不宜使用拔罐法。起罐时应以指腹按压罐旁皮肤，待空气进入罐中，即可取下，切忌用力硬拔。若上一次拔罐后局部出现的瘀血尚未消退，则不宜在原处再拔罐。

5. 综合调养

青春痘的出现是多种原因造成的，不能完全依靠药物治疗，注意饮食调养，保持良好的生活习惯，做好综合调养非常重要。在日常生活中，要保持规律化的生活起居，保证充足有效的睡眠，保持良好的心态和稳定的情绪，饮食上以营养丰富、清淡易于消化为原则，适当多吃蔬菜和水果，尽量不吃辛辣、油腻及甘甜的食物。

（1）保持脸部清洁

对有青春痘者来说，日常皮肤护理非常重要，要保持脸部的清洁。手上携带的细菌很多，若经常摸脸，会把细菌带到脸上，所以要注意尽量减少触摸脸的次数。日常用品如毛巾、枕巾、床单、被罩要勤洗勤换，最好在阳光下晾晒，这样能杀菌消毒。清洁面部皮肤应用温清水，使用油性皮肤洗面奶洗脸，不用柔和洗面奶洗脸，同时不要用凉水或温度过高的热水，不要使用碱性肥皂去除油脂，这样会导致油脂过度分泌，反而加重皮肤油腻，尽可能不涂抹油性护肤品，防止堵塞毛孔。

（2）避免挤压青春痘

很多人会都习惯性地去挤痘，每次挤完之后心里很舒服，但是过几天痘印便会慢慢出现，坑坑洼洼的痕迹让人愈发着急，于是开始不断地尝试外擦药膏，急于治疗。这里提醒大家，长青春痘后千万不要挤，挤压不利于痘痘的消散和吸收，更不要急于用药，因为青春痘的调治应当是综合的，目前尚没有治疗青春痘的特效药物，同时因为没有耐心而频繁更换用药更是不可取的。

（3）保持良好的心态

绝大多数青春痘患者有生气、恼怒等不良情绪存在，有些患者的诱因十分明确——恋爱失败或暴怒后突然脸上长了很多痘。我经常遇到青春痘患者这样说："我因前一段时间心情不好脸上长痘了"，"我脸上长痘很大程度上是心情不好造成的"。的确，不良情绪是诱发青春痘的重要因素之一，注意消除抑郁、焦虑、恼怒、烦躁等情绪，保持良好的心态，也是预防和治疗调养青春痘的重要方面。

（4）做到生活有规律

不良的生活习惯，起居没有规律，经常熬夜，睡眠不好等，也是引发青春痘的原因之一，规律化的生活起居能使人保持良好的功能状态，是青春痘得以顺利康复的必要条件。青春痘患者一定要注意起居调摄，合理安排生活和工作，做到生活有规律。每天按时睡觉，按时起床，按时用餐，养成有节奏、有规律的生活习惯，使生活顺从人体生物钟的节拍，不要因为工作、社交活动、家庭琐事或娱乐破坏正常的作息时间。

（5）重视饮食调养

饮食不当，过食辛辣、油腻之物，以及饮酒等，是诱发青春痘的重要原因之一，重视饮食调养是预防青春痘发生和促使青春痘康复的前提和基础，青春痘患者一定要重视饮食调养，少吃辛辣、油腻、煎炸食物，尽量不吃巧克力、糖果等甜食，适当多吃水果、多饮水，多吃诸如番茄、萝卜、黄瓜等具有清热养胃、顺气通便作用的食物，保持大便通畅，促进毒物排泄，以利于青春痘的治疗和康复。

【小贴士】

　　青春痘的调治是综合的，无论采取哪种方法治疗，首先要远离辛辣、油腻、甘甜之食物，可适当多吃一些新鲜蔬菜和水果，同时还应做到生活有规律，保证充足的睡眠，保持脸部的清洁，不要挤压青春痘，保持心情舒畅。

五、心烦易怒肝火盛，清肝怒火去无踪

　　主要表现：肝火旺盛引起的心烦易怒，主要表现为心烦，脾气暴躁，容易发怒等。

　　选方用药：清肝除烦汤（夏枯草、丹皮、栀子、茯苓、神曲、佛手各12克，白芍、当归、龙胆草、生地各10克，远志9克，甘草6克，莲子心3克）。每日1剂，水煎取汁，分早晚2次温服。

　　调养妙招：服用中成药泻肝安神丸，保持健康的心态和稳定的情绪，饮用栀子茶、莲子心茶等药茶，按摩太冲穴和行间穴，选用菊苗粥、海米冬瓜等食疗方。

　　我的老同学周某，前段时间因为工作调动不顺利，焦虑、着急，心烦急躁，动不动就发脾气，同时还口干口苦、睡不着觉，我给他处方清泻肝火的中药清肝除烦汤，每日1剂，水煎服。连服10天后，心烦急躁、口干口苦消失了，睡眠也正常了。

　　还有朱某，因为购买新房与爱人闹别扭，生气郁闷，逐渐出现心情烦躁，时不时发脾气，吃饭也没胃口了，同时还有两胁肋及上腹部胀满、大便干结，我从清肝泻火入手，让他服用清肝除烦汤，1周后心情烦躁、两胁肋及上腹部胀满等症状就完全消失了。

　　像周某、朱某这样心烦易怒，动不动就发脾气的人，在日常生活中实在太常见了。其实，心烦易怒的发生与肝火旺盛有密切关系，通过观察不难发现，肝火旺盛的人，多有心烦失眠、脾气暴躁、容易发怒的表现。中医五行理论认为，肝属木，能彰显自然界树木的生机和活力，有主升、主动的生理特点。肝具有主疏泄的功能，是调畅全身气机和情志活动、推动气血运行的一个重要环节。如果肝的疏泄功能异常，肝郁化火，或因暴怒伤肝，肝气暴张，引动肝火，肝之阳气升发太过，肝火扰乱心神，则不可避免地出现心神不宁，烦躁不安，容易发怒，头胀头痛等。

　　《杂病源流犀烛》中说："治怒为难，惟平肝可以治怒，此医家治怒之法也。"

心烦易怒肝火盛，清肝怒火去无踪。对肝火旺盛引发的心烦易怒，应采取切实可行的措施，消除不良的情绪，在此基础上疏解肝郁、清泻肝火、平抑肝阳、安定心神。肝郁解除了，肝火清降了，肝阳不亢了，心神安定了，自然烦躁不安、容易发怒等诸多不适就消失了。对肝火旺盛引发的心烦易怒，首先应重视自我心理调整，同时可采用中药、药茶、穴位按摩等方法进行调理，多种方法能使一腔怒火去无踪。

临床中我遇肝火旺盛引发的心烦易怒者，通常采用清肝除烦汤进行调治，绝大多数能取得满意的疗效。清肝除烦汤是我调治肝火旺盛引起的心烦易怒的经验方，由夏枯草、丹皮、栀子、茯苓、神曲、佛手各12克，白芍、当归、龙胆草、生地各10克，远志9克，甘草6克，莲子心3克组成。其用法为每日1剂，水煎取汁，分早晚2次温服。方中夏枯草、丹皮、栀子、佛手、龙胆草疏肝解郁，清泻肝火；生地、白芍、当归清热养血柔肝；远志、莲子心清热宁心，安神除烦；茯苓、神曲健脾和胃消食；甘草调和诸药。上药配合，具有疏肝解郁、清肝泻火、清热宁心、安神除烦之功效。用清肝除烦汤调治肝火旺盛引起的心烦易怒，一般情况下，服用3～5剂心烦急躁、易怒之症状就可明显减轻，连续调理2周左右，诸多症状就能完全消失。

【小贴士】

肝火旺盛与心火旺盛有着密切的关系，二者常同时并存而表现为心肝火旺，治疗时也常肝火、心火同治。

调养妙招

1. 服用中成药泻肝安神丸

泻肝安神丸是非处方中成药，主要成分为龙胆草、黄芩、栀子、珍珠母、牡蛎、龙骨、柏子仁、酸枣仁、远志、当归、生地、麦冬、蒺藜、茯苓、车前子、泽泻、甘草，具有清肝泻火、养阴安神之功效。主治肝火旺盛、阴虚有热引起的心烦急躁，失眠多梦，头晕耳鸣，小便黄赤等。剂型为小水丸，用法为每次6克，每日2次，温开水送服。

方中龙胆草大苦大寒，既清肝经实火，又清利肝经湿热，黄芩、栀子以助清肝火，车前子、泽泻、茯苓助清湿热，蒺藜疏肝解郁，当归、生地养血益阴，以防肝火耗阴及苦寒之品伤阴。在此基础上，加酸枣仁、柏子仁、麦冬滋养阴血以补心，龙骨、牡蛎、珍珠母、远志镇心以安神，甘草调和诸药。上药配合，共奏清肝泻热、滋阴养血、宁心安神之功。

2.保持健康的心态和稳定的情绪

引发心烦易怒最直接的原因是生气恼怒致使肝火旺盛，治病必求于本，"心病还需心药医"，要消除心烦易怒，当避免生气恼怒，控制情绪波动，避免妄想和激动，保持健康的心态和稳定的情绪，做到情绪安定，心境平和，心情舒畅，心胸开朗。当遇到不满意的人和事，不要由着性子大发脾气，摔碗砸锅，要注意先"冷处理"，避免正面冲突，同时切忌生闷气，还应培养多种兴趣，多参加一些公益活动，做到笑口常开，乐观松弛。

【小贴士】

听音乐、赏花及游园散步等，都是解除紧张、郁闷、恼怒，使人心情舒畅、情绪放松，缓解心神不宁、烦躁易怒、头胀头痛、失眠多梦等行之有效的方法。当因生气恼怒致使肝火旺盛而心烦易怒时，不妨选用这些方法试一试。

心烦易怒者听音乐时，可选择《喜相逢》《喜洋洋》《在希望的田野上》《百鸟朝凤》《南渡江》《渔光曲》《催眠曲》《塞上曲》《平湖秋月》《春江花月夜》《仙女牧羊》等，以疏肝解郁、愉悦抒情、柔肝降火、消怒下气、除烦镇静安神，要专心去听，不能边听边做其他事，音量不宜太大，以舒适为度，同时环境要舒适雅静，不受外界干扰。

赏花时，可边欣赏花卉，边散步走动，也可静坐或躺卧在花木丛中，尽情地欣赏五彩缤纷的各种花卉。

游园散步时，可有意识地穿短衣短裤，让清新的空气直接刺激皮肤，冷时则加衣服；也可在园林中漫步游览，调节心情，或放声歌唱，以疏解心中的烦闷；还可躺在躺椅上闭目养神，忘掉周围的一切，在幽静的环境中倾听鸟鸣、风吹枝条发出的声音，使高度紧张的神经得以充分放松。

3.饮用栀子茶、莲子心茶等药茶

栀子、莲子心均有较好的清热泻火、除烦作用，日常生活中经常有人饮用栀子茶清热养肝除烦、用莲子心泡茶清心安神。当因为情绪不佳、肝火旺盛而心烦急躁，或为心烦失眠而发愁时，不妨每日取3～5颗栀子或3克莲子心，放入茶杯中，加沸水冲泡，加盖闷10分钟左右，代茶饮用，相信过不了几天，就能心情变好，心烦急躁、容易发脾气逐渐消失，安稳地睡上好觉。当然，也可将栀子和莲子心一同泡茶饮用，其效果会更好。

除上面所说的栀子茶、莲子心茶及栀子莲子心茶外，以栀子或莲子心为主要用料制成的适宜于调养肝火旺盛所致的心烦急躁、易怒的药茶方还有很

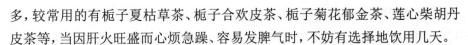

多，较常用的有栀子夏枯草茶、栀子合欢皮茶、栀子菊花郁金茶、莲心柴胡丹皮茶等，当因肝火旺盛而心烦急躁、容易发脾气时，不妨有选择地饮用几天。

（1）栀子夏枯草茶

用料为栀子5枚，夏枯草15克。将栀子、夏枯草一同放入茶杯中，用适量沸水冲泡，加盖闷10分钟。用法为每日1剂，代茶饮用。

（2）栀子合欢皮茶

用料为栀子5枚，合欢皮12克。将合欢皮加工成粗末，与栀子一同放入茶杯中，用适量沸水冲泡，加盖闷10分钟即可。用法为每日1剂，代茶饮用。

（3）栀子菊花郁金茶

用料为栀子3枚，菊花6克，郁金9克。将郁金加工成粗末，与栀子、菊花一同放入茶杯中，用适量沸水冲泡，加盖闷10分钟。用法为每日1剂，代茶饮用。

（4）莲心柴胡丹皮茶

用料为莲子心3克，柴胡9克，丹皮10克。将柴胡、丹皮加工成粗末，与莲子心一同放入茶杯中，用适量沸水冲泡，加盖闷10分钟左右。用法为每日1剂，代茶饮用。

4. 按摩太冲穴和行间穴

太冲穴位于足背，在第1、2趾之间的缝隙向上1.5厘米的凹陷处，是肝经上的重要穴位，不但能疏肝解郁、活血化瘀、行气止痛，还能平肝清热、清利头目、降低血压。生气后按揉太冲穴，可以调理肝的疏泄功能，从而帮助疏泄、消气，缓解因为生气引起的诸多不适。当肝火旺盛、头晕头痛时，按揉太冲穴会让您神清气爽；当心烦意乱、失眠多梦时，按揉太冲穴会让您志定神闲、安然入眠；当怒气冲天时，按揉太冲穴会让您心平气和。

行间穴位于足背第1、2趾间的缝纹端，是足厥阴肝经的荥穴，也是清肝泻火、调治肝火旺盛的要穴。因情志不舒，生气恼怒，过食辛辣、肥腻之食物，蕴热化火，致使肝火旺盛，火热上攻，而出现头胀头痛，面红目赤，眼睛胀痛，耳鸣如潮，急躁易怒，心烦失眠时，按揉行间穴可取得很好的效果。

对肝火旺盛导致的心烦急躁、动不动就发脾气，以及心烦失眠者来说，动动手指，按揉太冲穴和行间穴，能使旺盛的肝火逐渐消退，急躁易怒、心烦失眠等诸多不适逐渐消除。按摩前先用温水浸泡双脚10～15分钟，之后用左手拇指指腹按揉右脚太冲穴3分钟，再换右手拇指指腹按揉左脚太冲穴3分钟，如此反复2～3遍，通常每日按揉2～3次。应当注意的是，按揉太冲穴要有一定力度，以局部产生酸胀甚至胀痛感为宜。对行间穴进行按摩则首选掐

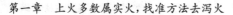

按法，通常用双手拇指的指端同时掐按两脚的行间穴，每次掐按3分钟左右，每日掐按1～2次，也可采取用牙签点按行间穴的方法调理，其效果也不错。

5. 选用菊苗粥、海米冬瓜等食疗方

因肝火旺盛而心烦急躁、头胀头痛、动不动就发火时，不妨在服用药物调治的同时有选择地食用下列食疗方，相信通过治疗调养，会使肝火渐降，心烦急躁、动不动就发火等不适逐渐消失。

（1）菊苗粥

用料为甘菊新鲜嫩芽或幼苗70克，大米100克，冰糖适量。将菊苗洗净切细，水煎取汁，将药汁与淘洗干净的大米、冰糖一同放入锅中，加清水适量，煮成稀粥即可。用法为每日2次，分早晚温热服食。菊苗之汁液具有清肝火之功效，再配合具有润肺、止咳和去火作用的冰糖，乃肝火旺盛者的食疗佳品。

（2）海米冬瓜

用料为冬瓜500克，海米50克，植物油、料酒、淀粉、葱丝、生姜丝、食盐各适量。将冬瓜去皮、瓤，洗净切片，用食盐稍腌，把海米用清水泡软。炒锅置于旺火上，加入植物油，烧热后入葱丝、生姜丝，爆香后加入少量清水，放入海米、食盐、料酒，烧热后下冬瓜片，至冬瓜片烧熟后，用湿淀粉勾芡搅匀即可。用法为每日1～2次，佐餐食用。冬瓜性微寒，有清热去火、消渴除烦之功效，适合于肝火旺盛引起的急躁易怒、心烦失眠者食用。

（3）清爽西兰花

用料为西兰花200克，白萝卜100克，食盐、香油各适量。将西兰花洗净，切成小朵，用开水烫熟，再用凉开水过凉，沥干水分，把白萝卜洗净，切成细丝，之后将西兰花、白萝卜丝一同放入盘中，加适量食盐拌匀，淋上香油即成。用法为每日1～2次，佐餐食用。西兰花营养丰富，还有滋阴清热润燥、疏肝养血的功效，白萝卜有顺气消食、和中消胀、通利大便的功效。西兰花与白萝卜配合，既能疏肝理气，还能滋阴清热，很适合肝火旺盛者食用。

（4）瓜皮蘸白糖

用料为鲜西瓜皮、白糖各适量。将鲜西瓜皮削去外皮，洗净后入锅中蒸10分钟即成。用法为随意蘸白糖食用。西瓜皮有较好的清热生津除烦、解暑开胃功效，白糖能舒缓肝气、滋阴生津润肺、调味，肝火旺盛者食用，能缓解急躁易怒、心烦失眠等症状。

（5）茭白芹菜汤

用料为茭白30克，芹菜50克，食盐适量。将茭白洗净，与洗净切成条状的芹菜一同放入锅中，加入清水和适量食盐，共煮成汤即可。用法为每日2次，吃茭白、芹菜，并喝汤。茭白性微寒，具有清热生津止渴之功效，芹菜有清热除烦、平肝降压功效，二者配合，可有效缓解肝火旺盛引起的心烦急躁、容易发火、头胀头痛等。

六、肠胃积热发便秘，泻热导滞效神奇

主要表现： 肠胃积热引起的便秘，主要表现为大便干结难解，常三五日，甚至七八日大便1次，同时伴有腹部胀满、口干口苦等。

选方用药： 泻热通便汤（火麻仁20克，白芍、玄参、生地各15克，枳实、厚朴、杏仁、当归、陈皮、建曲、丹皮、竹茹各12克，大黄9克，甘草6克）。每日1剂，水煎取汁，分早晚2次温服。

调养妙招： 选取秘治胶囊、麻仁润肠丸、通便清火丸等中成药，选用中药单方，练习改善胃肠功能操，服食凉拌马齿苋、香菜海蜇皮等食疗方，用好便秘自我调养六字诀等。

便秘是指由于粪便在肠内停留过久，以致大便次数减少、大便干结、排出困难或不尽。便秘是人们生活中最常遇到的一个问题，绝大多数人有过罹患便秘的经历或正被便秘所困扰，便秘使人痛苦而又尴尬。在门诊中，我经常遇到询问如何预防调养便秘及寻求调治便秘的良方者。这不，我刚给同事老马开过调治便秘的中药处方，老高也因大便秘结找我来了。

老高，66岁，平时喜欢吃辣椒，还好饮酒，近几个月来一直便秘，一般4~7天排大便1次，粪质干硬如羊粪，每次解大便都如同过关一样恐惧，同时伴有腹部胀满、口干口苦，为此服用过果导片，也用过乳果糖口服液，排便只能顺畅一时，于是找我希望用中药调理。老高这种情况是由于肠胃积热引起的，我让他保持规律化的生活起居，戒除饮酒，不吃辛辣食物，适当多吃青菜、多饮水，在此基础上处方泻热通便汤，每日1剂，水煎取汁，分早晚2次温服。就这样坚持服用3天后，大便顺畅了，腹部胀满不适及口干口苦也消失了。

便秘有多种不同的表现，老高这种情况只是便秘诸多表现形式中的一种。在便秘者中，或大便次数减少，常三五日、七八日排便1次，甚则更长时间，多

数粪质干硬，排出困难，且伴有腹胀腹痛、头晕头胀、嗳气食少、心烦失眠等；或排便次数不减，但粪质干燥坚硬，排出困难，常由于排便努挣导致肛裂、便血，日久引起痔疮等；或粪质并不干硬，也有便意，但排便不畅，排出无力，排便时间延长，常出现努挣汗出、乏力气短、心悸头晕等症状。

中医认为便秘的病位在大肠，发病的关键为大肠传导功能失常，但常与脾胃、肺及肝肾等脏腑功能失调有关，其发病原因复杂多样。尽管引发便秘的原因是多种多样的，便秘的表现形式也各不相同，但根据便秘的症状特点和发病机制，总可归纳为实秘和虚秘两大类。实者在于邪滞胃肠，壅塞不通；虚者在于肠失温润，推动无力。在实秘中有肠胃积热、气机郁滞、阴寒积滞三种基本证型，在虚秘中则有气虚、血虚、阴虚、阳虚四种基本证型，不过各证型之间是相互联系的，可单独出现，亦可合并相兼出现。

像老高这样的便秘，在便秘者中最为多见，属于实秘，是由于过食辣椒、干姜等辛辣之食物，以及经常喝酒等，导致胃肠积热，耗伤津液，肠道干涩造成的，也就是肠胃积热引起的便秘。粪便的排泄依赖大肠传化糟粕的功能，肠道好像一条河流，粪便是河流里的小船，如果河水充足，河道顺畅，则小船顺利前行，大便正常。《景岳全书·秘结》中说："阳结证，必因邪火有余，以致津液干燥。"由于过食辛辣厚味，经常饮酒，以及饮水少、服用热性药等原因，致使肠胃积热，耗伤津液，肠道干涩，犹如河中的水补充不足、蒸发过多，河水减少，不能正常载舟，小船就不能正常前行甚至搁浅，大便变得干燥，难于排出，出现便秘，甚至需要用开塞露润滑肠道帮助排便或用手掏大便。

便秘，主要表现为大便干结难解，常三五日，甚至七八日排便 1 次，同时伴有腹部胀满、口干口苦等，基本可以判断为肠胃积热引起的便秘。要使小船在河中正常航行，必须保持充足的河水，注意补水，避免水过度蒸发，疏通河道。同样的道理，治疗肠胃积热引发的便秘，应当从泻热导滞、润肠通便上下功夫。我治疗肠胃积热引起的便秘，通常选用我的经验方泻热通便汤，一般二三剂就能明显见效，再服三五剂，绝大多数患者能大便顺畅。大便顺畅后，采取切实可行的措施进行自我调养以预防复发，也很重要。

泻热通便汤的药物组成为火麻仁 20 克，白芍、玄参、生地各 15 克，枳实、厚朴、杏仁、当归、陈皮、建曲、丹皮、竹茹各 12 克，大黄（后下）9 克，甘草 6 克。用法为每日 1 剂，水煎取汁，分早晚 2 次温服。方中大黄、枳实、厚朴通腑泻热导滞；火麻仁、杏仁润肠通便；当归、白芍养血和营，润肠通便；生地、玄参滋阴生津；丹皮、竹茹清热和中；陈皮、建曲和胃消食，理气畅中；甘草调和诸药。上药合用，共成泻热导滞、润肠通便之剂。

对肠胃积热引起的便秘者来说，除应用中药汤剂泻热通便汤治疗外，也可选取秘治胶囊、麻仁润肠丸、通便清火丸等中成药，或选用中药单方。当然，注意饮食调养，选择清淡易消化的食物，适当多饮水，尽量不吃辛辣上火之食物、戒除饮酒等，也是应当特别注意的。同时，还可食用凉拌马齿苋、香菜海蜇皮等食疗方。便秘者除服药治疗、饮食调养之外，练习改善胃肠功能操、用好便秘自我调养六字诀等，也都是自我调养的好办法。

药物治疗是重要的，自我调养也是不可缺少的，在用药治疗肠胃积热引起的便秘时，只要经治疗大便顺畅，"肠胃积热"之症状消除，就应立即停用药物，通过自我调养进行巩固即可，切不可长时间应用泻热通便药，否则必然败坏胃气，甚至引发其他病变。

说到便秘的治疗，大多数人都知道应当清热泻火、润肠通便，服用三黄片、麻仁润肠丸之类的中成药，其实这种看法并不全面，便秘有虚有实，并非全部都是由肠胃积热造成的，其治疗方法是各不一样的。

老任，62 岁，2 年前就有便秘，一般 4～6 天排大便 1 次，粪质并不干硬，也有便意，但排便不顺畅，排出无力，排便时间延长，一蹲厕所就是半小时，常自己购买麻仁润肠丸服用，以保持大便顺畅。可不知为什么，近半年来老任便秘的情况明显加重了，通常 1 星期还不解大便 1 次，腹部胀满不适，饮食也减少了，同时还有身体困乏、畏寒怕冷、腰膝酸软的感觉，服用麻仁润肠丸也没有效果了。现在是服用麻仁润肠丸或番泻叶等通便药即出现腹泻，不过腹部胀满不适、身体困乏的症状一点也不能减轻，畏寒怕冷、腰膝酸软的感觉还有逐渐加重的趋势，停药后仍然是 1 星期还不解大便 1 次，需借助通便药排大便，所以特地找到我，让我给他调理。

老任这种情况在老年人中较为多见，属于便秘中的虚秘，是由于体质虚弱，肾阳不足，肠失温润，推动无力造成的。我给他处方具有补肾温阳、益气养血、润肠通便作用的加减济川煎，每日 1 剂，水煎取汁，分早晚 2 次温服。同时嘱其适当多吃一些红薯、蜂蜜、核桃仁之类的富含膳食纤维、润肠通便和具有补肾温阳作用的食物，并注意加强运动。连服中药 3 周后，身体较原来轻松了，饮食增加了，畏寒怕冷、腰膝酸软的感觉减轻了，不借助通便药也能解大便了。守方加减继续调理 20 多天，大便变为 2～3 天 1 次，排便也轻松顺畅了，腹部胀满不适、畏寒怕冷、腰膝酸软的感觉也基本消失了。

【小贴士】

便秘有多种不同情况，肠胃积热是便秘最常见的证型。泻热导滞通便是治疗便秘最主要的法则，但不是唯一的法则。根据中医辨证论治的原则，灵活选方用药，避免不加分析地乱用泻热导滞通便法，可防止误治。

调养妙招

1. 选取秘治胶囊、麻仁润肠丸、通便清火丸等中成药

对不愿意服用中药汤剂，想用中成药调治的肠胃积热引起的便秘者，我常建议服用秘治胶囊、麻仁润肠丸、通便清火丸等，其效果都不错。

（1）秘治胶囊

药物组成：大黄、甘草浸膏等。

功能主治：清热导滞，缓泻通便。用于胃肠实热造成的便秘。主要症状为大便干结，排便困难，甚至出现肛裂，伴有口苦口干、小便短赤等。

用法用量：每次 3 粒（每粒 0.35 克），每日 1 次，口服，可连续服用 3 日，见效后可随时停药。

注意事项：虚秘及孕妇忌服。

（2）麻仁润肠丸

药物组成：火麻仁、杏仁、大黄、木香、白芍。

功能主治：清热导滞，润肠通便。用于胃肠积热，津液不足，肠道失润所致的大便秘结。主要症状为面红身热，口舌干燥，腹胀腹痛，小便短赤，大便秘结。

用法用量：每次 1～2 丸（每丸 6 克），每日 2 次，温开水送服。

注意事项：服药期间忌食辛辣食物，脾胃虚寒者忌用，孕妇慎用。

（3）通便清火丸

药物组成：生地、木通、黄芩、芒硝、甘草、竹叶。

功能主治：清热泻火，利尿通便。用于大肠实热引起的大便秘结，伴有头痛目眩，心烦口渴，口舌生疮，小便短赤者。

用法用量：每次 1 丸（每丸 6 克），每日 2 次，温开水送服。

注意事项：孕妇忌用。

（4）麻仁软胶囊

药物组成：火麻仁、苦杏仁、大黄、枳实。

功能主治：润肠通便，泄热行气。用于老年人便秘，习惯性便秘，久病或

术后便秘，以及痔疮伴有便秘等，中医辨证属胃肠燥热者。

用法用量：每次1～2粒（每粒0.5克），每日3次，温开水送服。

注意事项：孕妇忌用，年老体弱者慎用。

（5）十五制清宁丸

药物组成：大黄、桑叶、车前草、厚朴、香附、黄芩。

功能主治：行气导滞，泻火通便。用于肠胃积热，饮食停滞造成的便秘。主要症状为大便干燥，排便困难，面红目赤，不思饮食，腹胀腹痛，小便短赤。

用法用量：每次1丸（每丸9克），每日2次，温开水送服。

注意事项：孕妇忌服。

2. 选用中药单方

下列中药单方有较好的清胃肠、通大便效果，能调理肠胃积热引起的便秘，如果因肠胃积热而经常便秘，也可选用这些单方试一试。

方法一：火麻仁、枳实、柏子仁各12克，大黄9克。用法为每日1剂，水煎取汁，将两次药液混合后，分早晚2次服。

方法二：大黄、火麻仁、桃仁、当归各12克，蜂蜜适量。用法为将上述药物分别研细混匀，炼蜜为丸，如梧桐子大小，每次2～4丸，每日1～2次，温开水送服。

方法三：黄连、黄芩、炒莱菔子、槟榔、厚朴各12克，橘叶9克。用法为每日1剂，水煎取汁，将两次药液混合后，分早晚2次服。

方法四：木香、大黄、槟榔各9克，鸡内金15克。用法为将上药共研为细末制成散剂，每次3～6克，每日2～3次，用大枣煎汤送服。

方法五：炒麦芽、神曲、焦山楂各15克，大黄、槟榔各9克。用法为每日1剂，水煎取汁，分早晚2次温服。也可将上药共研为细末制成散剂，每次3～5克，每日2～3次，用温开水送服。

方法六：莱菔子、桃仁、火麻仁各250克，蜂蜜适量。用法为将莱菔子、桃仁、火麻仁共炒香，研成细末，装瓶备用，每次取半匙，加蜂蜜1匙，用开水冲服，每日2次，分早晚服。

方法七：炒决明子、玄参、麦冬、肉苁蓉各10克，蜂蜜适量。用法为将炒决明子、玄参、麦冬、肉苁蓉一同放入茶壶中，用沸水冲泡，加盖闷10分钟，去药渣后调入适量蜂蜜，代茶饮用。

方法八：麸炒枳实、面炒麦芽、神曲、火麻仁各30克，白术60克，大黄15克。用法为将上药共研为细末制成散剂，每次6～9克，每日2次，空腹时用温开水送服。

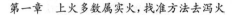

3. 练习改善胃肠功能操

改善胃肠功能操可提高胃肠道平滑肌的张力和蠕动，增强腹背肌力，减轻腹胀、嗳气等症状，增进食欲，促进排便，坚持练习对纠正便秘有肯定的作用，肠胃积热引起的便秘者宜坚持练习。

（1）平卧，做腹式呼吸，口呼鼻吸，呼时收腹，吸时鼓腹，腹壁随呼吸而起伏，以助内脏运动。

（2）平卧，手臂向上伸直，然后分别向两侧下方拉开，最后收回。

（3）平卧，屈下肢，使足跟紧靠臀部，然后伸直，左右腿交替进行。

（4）平卧，用两肘关节着床，支撑上身重量，使胸部挺起。

（5）平卧，抬右腿（伸直），尽量使大腿和躯干成直角，再放下换左腿做，左右腿交替进行。

（6）平卧，屈双腿，做蹬自行车的动作。

（7）平卧，两手交叉置于脑后，两腿不动，缓慢坐起。

（8）平卧，屈右腿，使大腿尽量贴近胸部和腹部，再放下，左右腿交替进行。

改善胃肠功能操是调理便秘的有效方法，通常每日练习1～2次，以上每组动作一般每次做5～10遍。

4. 服食凉拌马齿苋、香菜海蜇皮等食疗方

用饮食调养肠胃积热引起的便秘，宜适当多吃荸荠、白萝卜、黄瓜、丝瓜等具有清热和胃、润肠通便作用的清淡易消化之食物，避免食用诸如羊肉、狗肉、大蒜、干姜、辣椒等辛辣肥腻、滋腻碍胃之食物，同时还可选用凉拌马齿苋、香菜海蜇皮等食疗方进行调养。

（1）凉拌马齿苋

用料为马齿苋250克，十三香、食盐、米醋、香油各适量。将马齿苋洗净，放在沸水中焯一下，沥干水分，切成段状，放入盘中，加入十三香、食盐及米醋、香油，拌匀即可。用法为佐餐食用。

（2）香菜海蜇皮

用料为香菜30克，黄瓜50克，水发海蜇皮300克，食醋、香油、食盐各适量。将水发海蜇皮洗净，切成细丝，用沸水焯一下，入冷水中漂洗；黄瓜洗净，切成细丝；香菜洗净，切成段状；食醋、香油、食盐兑成汁。将海蜇丝沥干水分，黄瓜放入盘中，再放入海蜇丝、香菜，浇上兑成的汁即可。用法为佐餐食用。

（3）凉拌萝卜菠菜

用料为白萝卜、菠菜各100克，香油、食盐各适量。将菠菜洗净，切成段

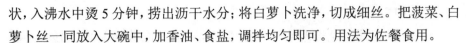

状，入沸水中烫 5 分钟，捞出沥干水分；将白萝卜洗净，切成细丝。把菠菜、白萝卜丝一同放入大碗中，加香油、食盐，调拌均匀即可。用法为佐餐食用。

（4）荸荠糖醋木耳

用料为荸荠 100 克，水发黑木耳 200 克，植物油、酱油、白糖、食醋、水淀粉各适量。将荸荠去皮、洗净，切成片；水发黑木耳洗净，切碎。炒锅置于旺火上，加入植物油，烧至八成热，入荸荠片、木耳翻炒，加清水少许，加盖焖片刻，再放入酱油、白糖、食醋，烧开后用水淀粉勾芡即成。用法为佐餐食用。

（5）豆豉青豆烧荸荠

用料为荸荠 500 克，豆豉、青豆、食盐、料酒、清汤、生姜末、植物油各适量。将荸荠洗净，去皮、切片；青豆淘洗干净。炒锅置于旺火上，放入植物油，烧热时入生姜末，煸炒出香味后下豆豉、青豆，再放入荸荠片，炒至八成熟，加清汤、食盐，再烧 10 分钟左右，用料酒调味即成。用法为佐餐食用。

5. 用好便秘自我调养六字诀

人们常说疾病是"三分治疗、七分调养"，对便秘者来说更是如此。有人把便秘的自我调养方法归纳为水、软、粗、排、动、揉六字诀，用好便秘自我调养六字诀，是调养便秘、保持大肠通畅行之有效的方法。肠胃积热引发的便秘者只要坚持这样做，相信会使大便保持顺畅，免受便秘之痛苦。

（1）水

坚持喝自然冷却的温开水，每天至少要喝 8～10 杯，或喝决明子茶、绿茶，并坚持每晚睡前、夜半醒时和晨起后各饮 1 杯白开水。既起到了"内洗涤""稀血液"的作用，又刺激了胃肠道，有利于软化粪便通大便。

（2）软

人到中年以后，胃肠道功能逐渐降低，需食用熟软的食物，这样有利于脾胃消化吸收及肠道排泄。

（3）粗

常吃富含膳食纤维的食物，如全谷（粗粮）食品、薯类、白萝卜、芹菜、丝瓜、菠菜、海带、西红柿、苹果、香蕉、梨等，每天可适当选择其中几种食物搭配食用，以刺激胃肠道蠕动，加快粪便排出。

（4）排

定时（如早晨）排大便，不拖延时间，使肠道常清。大便后用温水清洗肛门及会阴部，以保持清洁。

（5）动

适当的运动锻炼，每天早晚慢跑、散步，可促进胃肠道蠕动。另外，早晚各做 1 次腹式呼吸，时间约 15 分钟，使小腹、腰背部有发热感觉，随着腹肌的起伏运动，胃和肠的活动量增大，消化功能也得到了增强，对糟粕的排泄更彻底。

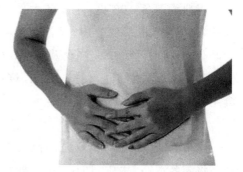

（6）揉

每天早晚及午餐后以两手相叠揉腹，以肚脐为中心，顺时针揉 100 次，可促进腹腔血液循环，助消化，通肠胃，从而促进大便排泄顺畅。

揉腹

【小贴士】

便秘是人们日常生活中经常遇到的一个问题，绝大多数便秘者通过自我调养就能恢复正常排便，而不需要用药物治疗，只有那些严重的便秘才需要借助药物排便，同时用药应中病即止，切不可长期使用，以免引发其他病变。

七、缠腰火丹胁肋痛，首选龙胆泻肝汤

主要表现：湿热内蕴、肝胆火盛引起的缠腰火丹，主要表现为腰部及两侧胁肋部长有密集水疱，沿神经走行分布，痛如火燎。

选方用药：龙胆泻肝汤（生地黄、车前子、栀子、黄芩各 9 克，川木通 6 克，当归 3 克，泽泻 12 克，龙胆草、柴胡、生甘草各 6 克）。每日 1 剂，水煎取汁，分早晚 2 次温服。

调养妙招：服用中成药龙胆泻肝丸，应用单方验方，局部外用金黄散、黄连膏及青黛散，选用药膳和药茶，避免食用"发物"等。

记得在我小的时候，每逢春秋季节，村里时不时有腰部疼痛、长有密集水疱的人，到我家找我母亲，说是要"紧"缠腰蛇。我母亲拿着镰刀在他们长有水疱的腰部有节奏地上下砍动，同时嘴里念念有词，就这样每天傍晚用镰刀在腰部长有水疱处砍动 1 次，每次 10 分钟左右，大概 5～7 次后，一般水疱就能逐渐塌陷吸收，腰部也不痛了。我上大学学医后，知道缠腰蛇就是西医学

所说的带状疱疹,至于我母亲用镰刀砍动的方法来调治缠腰蛇,应该是在当时缺医少药的情况下不得已而形成的一种迷信方法,这个方法是否能调治缠腰蛇,我始终持怀疑态度,之所以砍动5~7次后,水疱逐渐塌陷吸收,腰部也不痛了,大概是因为缠腰蛇能够自愈、到了逐渐自愈的时候了。

缠腰蛇又称缠腰火丹、蛇串疮、蛇丹疮,西医称之为带状疱疹,是一种好发于胸部、腰部肝胆经络走行位置的皮肤病,这种病因在皮肤上出现密集成簇的水疱,痛如火燎,好像一条带子似地缠在腰间,因此也称为"缠腰龙"。缠腰火丹是一种由病毒所致、好发于春秋季节的临床常见的急性疱疹样皮肤病,中医治疗调养此病较西医有明显优势,我经常调治此类患者。

我们邻近单位的老赵,体形较胖,平时喜好饮酒,前段时间无明显诱因出现疲倦不适,食欲不振,继而左侧腰部呈带索状刺痛,并出现密集成簇的水疱,曾到皮肤科就诊,诊断为带状疱疹,给予泛昔洛韦、甲钴胺片等治疗5天,效果不太明显,于是找到我,让我给他调治。我给他处方中药汤剂龙胆泻肝汤,每日1剂,水煎取汁,分早晚2次温服。3天后,疱疹有所消退,皮肤干燥,有色素沉着,疼痛明显减轻。继续调治7天,疱疹完全消退,已不疼痛,色素沉着也已消退。

缠腰火丹是由于湿热内蕴,肝胆火盛造成的,其治疗当以泻肝胆实火,清利湿热为原则。由于情志不调、生气恼怒等,致使肝气郁结,久而化火,导致肝经火毒蕴积,再加上体内本身有湿热内蕴,或外受毒邪侵袭,就会引发缠腰火丹。发病时体内的湿热毒邪阻滞正常的气血流动,致使经络不通,因此会引起严重的疼痛感。湿热内蕴,水湿浊邪不得疏泄,聚集于局部,则形成水疱。同时患者会有肋间神经和三叉神经痛感,患处皮肤也会有灼热感。有时患者外感风邪,热毒还会上窜到头面部发作,引起眼睛红肿、眼角灼痛等。患上缠腰火丹后,要及时采取措施清利湿热和清泻肝胆实火,使脉络畅通,气血流畅,则疱疹自可消退,疼痛就会停止。

缠腰火丹胁肋痛,首选龙胆泻肝汤。用中药治疗缠腰火丹,一般选用龙胆泻肝汤,或以此方为基础加减变化,我治疗老赵的带状疱疹,用的中药汤剂就是龙胆泻肝汤。龙胆泻肝汤出自《医方集解》,由生地黄、木通、车前子、栀子、黄芩各9克,当归3克,泽泻12克,龙胆草、柴胡、生甘草各6克组成。其用法是每日1剂,水煎取汁,分早晚2次温服。龙胆泻肝汤是泻肝胆实火、清三焦湿热的著名方剂，凡湿热内蕴、肝胆火盛引起的头痛、眩晕、目赤肿痛、耳聋耳肿、胁痛口苦、缠腰火丹，肝经湿热下注之小便淋涩作痛、阴肿阴痒、妇女带下，以及湿热黄疸等，均可应用。

在龙胆泻肝汤方中，龙胆草既能泻肝胆实火，又能除下焦湿热，是主药；黄芩、栀子助主药泻肝胆实火；泽泻、木通、车前子助主药清利湿热；配生地黄、当归滋养阴血，甘草和中解毒，又能防止龙胆草、黄芩等苦寒伤胃；佐柴胡疏达肝气。龙胆泻肝汤苦寒直折，乃泻肝火而清利下焦湿热之良方。龙胆泻肝汤是治疗缠腰火丹行之有效的方剂，在临床中我用此方灵活加减治疗缠腰火丹，屡用屡效。

【小贴士】

在民间有"缠腰火丹缠一圈，就会要人命"的说法，致使有些缠腰火丹患者盲目恐慌，其实这种说法是毫无根据的。事实上，缠腰火丹是一种自限性疾病，只要及时治疗调养，通常可在2～4周内痊愈，而且治愈后复发率极低。

调养妙招

1. 服用中成药龙胆泻肝丸

对于不愿服用中药汤剂或煎煮中药不方便的缠腰火丹患者，我常选用中成药龙胆泻肝丸进行调治，其效果也不错。龙胆泻肝丸是以龙胆泻肝汤为基础，经现代制药技术加工生产而成的，有蜜丸、水丸等多种剂型，是临床常用的清泻肝胆实火、清利湿热的中成药。龙胆泻肝丸的药物组成为生地黄、木通、车前子、栀子、黄芩各9克，当归3克，泽泻12克，龙胆草、柴胡、生甘草各6克。用法通常每次3～6克，每日2次，温开水送服。

有一位在我院实习的卫校学生，患了缠腰火丹，因无法煎煮中药，我给她处方中成药龙胆泻肝丸，每次6克，每日2次，用温开水送服。10天后便逐渐痊愈了。还有一位在某塑料厂上班的小孙，患了缠腰火丹，在厂卫生室治疗了1周，无明显效果，我也是让他服用龙胆泻肝丸，1周后就痊愈了。

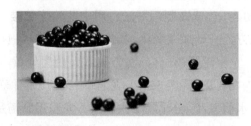

2. 应用单方验方

在长期的实践中，人们总结出众多调治缠腰火丹的单方验方，这些方法简单易行，下面选取几则，如患有缠腰火丹，不妨试一试，相信同样会有好的效果。

（1）生大黄 30 克，冰片 5 克，蜈蚣 3 条。将上药共研为细末，用香油调和，搽于患处，每日早、晚各 1 次。

（2）鲜马齿苋 100 克。将鲜马齿苋洗净捣烂，外敷患处，每日 2 次。

（3）鲜韭菜根 30 克，活地龙 20 克，香油适量。将鲜韭菜根、活地龙分别洗净，一同捣烂，加适量香油和匀，每次取适量药液涂敷患处，外用纱布固定，每日 2 次。

（4）地榆 30 克，紫草 18 克，凡士林适量。将地榆、紫草共研为细末，用凡士林调成糊状，每次取适量涂于纱布上，覆盖患处，每日换药 1 次。

（5）生大黄、川黄柏、川黄连各 30 克，制乳香、制没药各 5 克。将上药共研为细末，用适量浓茶水调成糊状，每次取适量，外敷于患处，每日 2 次。

（6）黄柏 30 克，紫草 20 克，大黄、白芷、白矾各 15 克，雄黄 10 克，冰片 6 克。将上药共研为细末，用食醋调成糊状，每次取适量，涂于患处，每日 3～4 次。

（7）蜈蚣、香油各适量。将蜈蚣置于瓦片上，用小火焙干，研为细末，加适量香油调成糊状，外敷患处，每日 3～5 次。

（8）中成药季德胜蛇药片。每次取季德胜蛇药片 10 片，每日 3 次，温开水送服，同时取季德胜蛇药片适量，用米醋调成糊状，涂于患处，每天 5～6 次。一般 5 天左右可治愈。

（9）中成药西黄丸。每次取西黄丸 2 克，每日 2 次，用温开水送服。一般用药 3～5 天水疱干涸、结痂，疼痛消失。

（10）中成药六神丸。每次取六神丸 10 粒，每日 3 次，用温开水送服，同时视患处大小取六神丸 20～40 粒，用米醋调成糊状，涂于患处，每天 3 次。一般连用 4～5 天可治愈。

3. 局部外用金黄散、黄连膏及青黛散

缠腰火丹患者腰部有密集成簇的水疱，不仅疼痛，同时常瘙痒难忍，破溃后还有水液流出。局部外用药物能使药物直接作用于病变部位，其缓解疼痛、促使水疱快速吸收及使水疱局部干燥的作用明显好于内服用药，所以也是治疗调养缠腰火丹常用的方法。

对于水疱未破者，我常选用金黄散或黄连膏外敷，对于水疱已破溃者，我常用青黛散外敷。需要注意的是，对于缠腰火丹之水疱，不要搔抓，也不要在没有消毒的情况下用缝衣针挑破（农村这样做的很多），以免引起感染。

（1）金黄散

配制方法是取大黄、黄柏、姜黄、白芷各5克，南星、陈皮、苍术、厚朴、甘草各2克，天花粉10克，将上药共研为细末，用蜂蜜调成糊状即成。应用时每次取适量，外敷于患处。金黄散具有清热除湿、散瘀化痰、止痛消肿之功效，用于治疗缠腰火丹，既能止痛消肿止痒，又能促进水疱吸收消散，其效果显著。

（2）黄连膏

在药店可以购买到，也可以自己配制。自己配制黄连膏时，取黄连、黄柏、姜黄各9克，当归15克，生地30克，麻油360克，黄蜡120克，将上药除黄蜡外，浸入麻油内，1天后，用小火煎熬至药枯，去渣滤上清液，再加入黄蜡，用小火徐徐收膏即成。应用时每次取适量，外敷于患处。黄连膏具有清热解毒、燥湿止痛、消肿止痒之功效，对消除缠腰火丹之局部疼痛瘙痒、促进水疱吸收消散有较好的作用。

（3）青黛散

药物组成为青黛、黄柏各60克，石膏、滑石各120克。配制时，将上药共研为细末，搅拌均匀即成。用时干掺或用麻油调成糊敷于患处。青黛散具有收湿止痒、清热解毒之功效，局部外敷能促进缠腰火丹溃破水疱局部干燥、结痂，并能止痒，对病情康复十分有益。

乡下老家同村的张某，前段时间因患缠腰火丹来找我，当时左侧腰间有大片密集成簇的水疱，灼热疼痛，瘙痒不止，我给他配制了金黄散外敷，3天后疼痛明显减轻，瘙痒尽止，1周后水疱就逐渐吸收消散了。我姑妈村上的吴某，患缠腰火丹已1周，找我看时左侧腰部有大片溃烂流水的水疱，我给他外敷青黛散，1天后就干燥不再流水了，3天后开始结痂，1周后疮痂脱落而逐渐痊愈。

【小贴士】

缠腰火丹是肝胆湿热火毒引起的皮肤病，局部长有密集成簇的水疱，痛如火燎，其治疗既要清除体内的肝胆湿热火毒，同时又要注意促进局部水疱的吸收消散和疮面愈合，采取内服用药与外敷用药相结合的治疗方法，其效果会更好。

患者李某，1年前患缠腰火丹，右侧腰部呈带索状灼热刺痛，并有密集成簇的水疱，我让他服用龙胆泻肝汤，每日1剂，水煎服，同时外用黄连膏，10天后就逐渐痊愈了。还有患者魏某，半年前患缠腰火丹，就诊时右侧腰部灼热疼痛，瘙痒不止，并有大片溃烂流水的水疱，我给他处方中成药龙胆泻肝丸，每次6克，每日2次，用温开水送服，同时配合外敷青黛散，2天后腰部灼热疼痛明显减轻，不再瘙痒，溃烂流水之处也已干燥，继续调治7天，病就痊愈了。

4. 选用药膳和药茶

除了内服、外用药物治疗之外，饮食上可适当多吃一些富有营养、清淡、易消化的食物，避免进食辛辣刺激性的食物，同时也应戒除饮酒，以免肝火越烧越旺，湿热越来越重，使病情加重。若配合适宜的药膳或药茶进行调养，则有助于缠腰火丹的治疗和康复，药膳可选用凉拌苦瓜、荸荠芹菜汤、马兰头拌豆腐干、绿豆海蜇汤，药茶则宜饮用槐菊绿茶、二花茶或莲子甘草茶。

（1）凉拌苦瓜

取新鲜苦瓜2根（约250克），葱花、生姜丝、精盐、白糖、酱油、香油各适量。将苦瓜洗净，去籽，用开水浸泡3分钟，切成细丝，拌入葱花、生姜丝，再加入精盐、白糖、酱油、香油调味即成。用法为每日2次，佐餐食用。此食疗方具有清热解毒、清泻肝火之功效。

（2）荸荠芹菜汤

取荸荠100克，芹菜80克，荠菜60克，植物油少许，精盐适量。将荸荠去皮洗净，十字切开；芹菜洗净切成小段，入沸水中焯一下；荠菜洗净切碎。然后起油锅，加热后放入芹菜翻炒3分钟，加入荸荠和适量清水，煮沸5分钟后再加入荠菜，炖两沸放入精盐调味即成。用法为每日2次，分早、晚服食。此食疗方具有解热毒、泻肝火之功效。

（3）马兰头拌豆腐干

取马兰头200克，豆腐干50克，精盐、白糖、香油各适量。将豆腐干切成细丁，用开水略烫一下；马兰头去杂洗净，用沸水焯一下，凉后切成细末，和豆腐干拌匀，加精盐、白糖，淋上香油，调匀即成。用法为每日2次，佐餐食用。此食疗方具有清泻肝火之功效。

（4）绿豆海蜇汤

取绿豆、海蜇皮各50克。将海蜇皮洗净切成细条，绿豆淘洗干净，之后把绿豆、海蜇条一同放入锅中，加入清水适量，共煮成汤。用法为食海蜇、绿豆，并饮汤，每日1~2次。此食疗方具有清热平肝泻火、化痰之功效。

（5）槐菊绿茶

取槐花 3 克，菊花 6 克，绿茶 4 克。将槐花、菊花、绿茶一同放入茶壶中，用开水冲泡，加盖闷 10 分钟即可。用法为每日 1 剂，当茶饮用。此茶具有清热平肝泻火之功效。

（6）二花茶

取菊花 10 克，槐花 6 克。将菊花、槐花一同放入茶杯中，冲入沸水，加盖闷 10 分钟即可。用法为代茶饮用，边饮边加开水，每日 1 剂。此茶具有清热散风、平肝泻火之功效。

（7）莲子甘草茶

取莲子心 2 克，生甘草 3 克。将莲子心、生甘草一同放入茶杯中，用适量沸水冲泡，加盖闷 10 分钟即可。用法为每日 1 剂，代茶饮用。此茶具有清心解毒、平肝泻火、除烦安神之功效。

5．避免食用"发物"

大家都知道，对于某些疾病，尤其是疮疡和皮肤病，在饮食上应注意尽量不食"发物"，缠腰火丹也是如此。所谓"发物"，是指特别容易诱发某些疾病（尤其是旧病宿疾）或加重已发疾病的食物，也是人们对能引发或加重疾病病情的一类食物的俗称。

发物禁忌在饮食养生和饮食治疗中都具有重要意义，发物主要包括牛肉、羊肉、公鸡、虾、螃蟹等肉类食品及蔬菜中的韭菜、香菜、茴香、大葱、生姜等发散之物。发物也是食物，只是对某些特殊体质以及与其相关的某些疾病才会诱使发病。对缠腰火丹患者来说，不可多食辛辣燥烈刺激之品，如辣椒、胡椒、狗肉、羊肉、大葱、生姜、大蒜等，就是中医对缠腰火丹的"忌口"要求，因为这些食物都属辛热之品，食之可滋生湿热，使肝火更旺，不利于缠腰火丹的治疗和康复。另外，医生常告诫缠腰火丹患者不要饮酒，不论黄酒、白酒，还是啤酒，都属禁忌之列。当然，根据每个人的个体差异，也可以适当食用一些刺激性食品，如烧菜时少量放些葱、姜、蒜之类，经加工、加热和烹调等处理，这些刺激性食物的性味会改变，此时不但无不良反应，还可起到调味作用，能祛腥消膻、增加食欲等。

八、口舌生疮心火旺，自我调养是时尚

主要表现：心火旺盛引起的口舌生疮，主要表现为口舌生疮，口腔黏膜及

舌体可见黄白色溃烂点，周围黏膜鲜红，灼热疼痛，说话、进食时加重，可伴有心烦失眠、大便秘结等。

选方用药：清心降火汤（玄参、白芍、连翘、生地、麦冬、枸杞子各12克，当归、川芎、丹皮、知母各10克，栀子、黄连各9克，甘草6克）。每日1剂，水煎取汁，分早晚2次服。

调养妙招：局部外用中成药，按揉劳宫、大陵穴，选用药膳，饮用药茶，练习八段锦之"摇头摆尾去心火"等。

我的朋友冯某，48岁，中学教师，前段时间因晋升职称的事不顺心，着急心焦，不知不觉上火了，不仅心烦急躁、睡眠差，舌尖、舌边还出现了口疮，局部灼热疼痛，说话、进食时更是明显，找到我想调理一下。冯某这种情况是由于心火旺盛引起的，我让他调整好情绪，局部外用冰硼散，同时给他处方清心降火汤，每日1剂，水煎取汁，分早晚2次服。治疗1周后，口疮好了，睡眠正常了，心烦急躁的情况也没有了。

《灵枢·脉度》中说："心气通于舌，心和则舌能知五味矣。"由于舌面无表皮覆盖，血管又极其丰富，因此从舌的色泽等方面可以直接察知气血的运行和判断心主血脉的功能。心的功能正常，则舌体红润，柔软灵活，味觉灵敏，语言流利。中医认为"心开窍于舌"，是指舌为心之外候，又称舌为"心之苗窍"，也就是说心的问题往往会在舌上表现出来。如心的阳气不足，则舌质淡白胖嫩；心的阴血不足，则舌质红绛瘦瘪；心火上炎则舌红，甚至生疮；若心血瘀阻，则舌质暗紫或有瘀斑。所以当舌尖、舌前缘及边缘有口疮的时候，往往是心火造成的。

在日常生活中，像冯某这样由于心火旺盛引起的口舌生疮相当多见。口舌生疮是中医病名，相当于西医学的口腔溃疡，是一种容易反复发作的口腔疾病。中医认为口舌生疮的出现，一方面是外界气候干燥、炎热，导致心肺津液耗伤，引发心火上炎所致，另一方面则与思虑过度、心烦不安及激烈的情绪刺激有关。此外，过量进食辛热食物、过度疲劳等也会诱发心火，引起口舌生疮。心火旺盛引起的口舌生疮，主要表现为口舌生疮，口腔黏膜及舌体可见黄白色溃烂点，周围黏膜鲜红，灼热疼痛，说话、进食时加重，同时可伴有心烦失眠、大便秘结等。

口舌生疮心火旺，自我调养是时尚。调治心火旺盛引起的口舌生疮，当以清降心火为原则，从自我调养上下功夫。做到少思虑、不生气，保持健康的心态和良好的情绪，调整饮食结构，以清淡易于消化的食物为主，尽量不吃辛辣、肥腻、刺激性食物，戒除吸烟饮酒，适当多吃一些具有辛凉泻火作用的食物，同时还应注意保持规律化的生活起居，保证充足有效的睡眠，不熬夜，通过上述调养，相当一部分口舌生疮者可以不用药而自愈。

如果用药物调治口舌生疮，内服中药我通常选用我的经验方清心降火汤，局部外用则一般选取诸如珍黛散、冰硼散、粘膜溃疡散之类的中成药。清心降火汤的药物组成为玄参、白芍、连翘、生地、麦冬、枸杞子各12克，当归、川芎、丹皮、知母各10克，栀子、黄连各9克，甘草6克。用法为每日1剂，水煎取汁，分早晚2次服。还可通过按揉劳宫穴、大陵穴，选用苦瓜牡蛎、荸荠梨肉汤、槐花芹菜粥、银花甘草绿豆羹等药膳，饮用竹叶青茶、莲子清心茶、清心养心茶等药茶，以及练习八段锦之"摇头摆尾去心火"等方法进行自我调养。

【小贴士】

内服中药有很好的清降心火作用，是治本之策，有利于清除病根；局部外用可使药物的作用直达病所，有效缓解疼痛，促进口疮尽快愈合。内服中药与局部外用相配合，能发挥综合治疗的优势，提高临床疗效，此乃治疗口舌生疮最有效的方法。

调养妙招

1. 局部外用中成药

局部外用中成药，可使药物的作用直达病所，迅速消除局部炎症，有效缓解口腔黏膜及舌面溃烂引起的疼痛，促进口疮尽快愈合，此乃调治口舌生疮的重要手段。

用于治疗口疮的局部外用中成药有很多，就调治心火旺盛引起的口舌生疮来说，可选用珍黛散、冰硼散、粘膜溃疡散、珍珠冰硼散、冰硼咽喉散等。

（1）珍黛散

药物组成：珍珠、牛黄、青黛、冰片、滑石。

功能主治：清热解毒，消炎止痛，生肌收敛。用于口舌生疮，复发性口腔溃疡及疱疹性口腔炎。

用法用量：外用，取少量，吹撒涂搽患处，每日3～4次。

注意事项：忌食辛辣食物，口舌生疮属于气血亏虚者忌用。

（2）冰硼散

药物组成：冰片、硼砂、朱砂、玄明粉。

功能主治：清热解毒，消肿止痛。用于咽喉疼痛，牙龈肿痛，口舌生疮。

用法用量：外用，取少量，吹敷患处，每日数次。

注意事项：忌食辛辣食物，虚寒性溃疡不宜用。

（3）粘膜溃疡散

药物组成：青黛、儿茶、冰片。

功能主治：清热解毒，收敛止痛。用于热毒内盛所致的咽喉肿痛，口舌生疮，以及其他黏膜溃疡。

用法用量：外用，取少量，涂搽或吹敷患处，每日数次。

注意事项：忌烟酒及辛辣食物。

（4）珍珠冰硼散

药物组成：珍珠、朱砂、冰片、硼砂、玄明粉。

功能主治：祛腐解毒，消炎止痛。用于口舌生疮，齿龈腐烂、肿痛，急慢性咽喉炎。

用法用量：外用，取少量，吹涂患处，每日3次。

注意事项：忌食辛辣食物，本品为外吹辅佐剂，病情严重时应兼顾内服药。

（5）冰硼咽喉散

药物组成：冰片、硼砂、玄明粉、青黛、生石膏。

功能主治：清热解毒，消肿止痛。用于咽喉齿龈肿痛，口舌生疮。

用法用量：外用，取少量，吹敷患处，每日3～4次。

注意事项：忌食辛辣食物。

2. 按揉劳宫穴、大陵穴

按摩方法简单，轻松舒适，不增加经济负担，也是调养心火旺盛引起的口舌生疮行之有效的方法，若因心火旺盛出现口舌生疮，也可动动手指，通过按揉劳宫穴、大陵穴进行自我调养。

劳宫穴是手厥阴心包经的一个穴位，位于手掌心横纹中，第2、3掌骨之间偏于第3掌骨，握拳屈指的中指尖处。劳宫穴在五输穴中属所溜为"荥"（火），具有清心火、安心神等作用，常用于调理心火亢盛引起的失眠、烦躁、口疮、口臭、呕吐及神经衰弱等。

心火旺盛引起的口舌生疮者可以尝试按揉劳宫穴。按揉时双手对擦，感觉到手心处微微发热时，用两手拇指互相按揉劳宫穴，以穴位处有酸痛感为佳。通常每次按揉5分钟左右，每日按揉2次，如能坚持按揉，定能达到清心去火，改善或消除烦躁、失眠、口臭等，促进口舌生疮逐渐减轻直至消失的目的。

大陵穴也是手厥阴心包经上的一个穴位，位于腕横纹的中央，当掌长肌腱与桡侧腕屈肌腱之间处。大陵穴为手厥阴心包经的"原穴"，是输送心包经元气的重要通道，有很强的清心泻火功效，通过按揉大陵穴，可有效缓解心火亢盛引起的心痛、心悸、失眠、胸痛、癫狂，也有助于调理心火旺盛引起的口舌生疮。按揉大陵穴时，宜用拇指沿顺时针方向按揉，通常每次按揉5分钟左右，以从手腕到肘部都有温和的通气感为佳，每日按揉2次。

对心火旺盛引起的口舌生疮者来说，一般将劳宫、大陵两个穴位配合应用，通过按揉，以达到较好的清降心火作用，促进口疮逐渐愈合。

3. 选用药膳

用药膳调养心火旺盛引起的口舌生疮，当以清降心火为原则，可选用苦瓜牡蛎、荸荠梨肉汤、槐花芹菜粥、银花甘草绿豆羹等。

（1）苦瓜牡蛎

用料为苦瓜450克，牡蛎150克，葱花、植物油、食盐、湿淀粉各适量。将苦瓜洗净，切成片；牡蛎洗净，用开水烫10分钟捞出。炒锅置于旺火上，放入植物油，烧热后投入葱花爆香，再下苦瓜片稍炒片刻，之后倒入适量清水，以中火烧至七成熟，加入牡蛎，继续煮至苦瓜和牡蛎熟透，用食盐调味、湿淀粉勾芡即可。用法为每日1次，佐餐食用。

（2）荸荠梨肉汤

用料为荸荠、雪梨、猪瘦肉各100克，食盐适量。将荸荠、雪梨洗净，去皮；猪瘦肉洗净，切片。将荸荠、雪梨及肉片一同放入锅中，加入清水适量，武火煮沸后，改用文火慢炖至肉熟汤成，放入食盐调味即可。用法为每日1～2次，食肉、雪梨、荸荠，并饮汤。

（3）槐花芹菜粥

用料为槐花20克，芹菜、大米各50克，红糖适量。将槐花、芹菜分别淘洗干净，烘干研为细末，备用。将大米淘洗干净放入锅中，加入清水适量，大火煮沸后，改用小火，至米熟粥将成时，加入槐花末、芹菜末和红糖搅匀，再稍煮片刻即可。用法为每日1次，作早餐食用。

（4）银花甘草绿豆羹

用料为金银花30克，绿豆100克，甘草5克。将金银花、甘草水煎去渣取

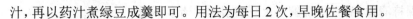

汁，再以药汁煮绿豆成羹即可。用法为每日2次，早晚佐餐食用。

4. 饮用药茶

对心火旺盛引起的口舌生疮者来说，饮用下列具有清降心火作用的药茶，也有较好的调养效果，当因心火旺盛出现口舌生疮时，不妨试着饮用一段时间。

（1）竹叶青茶

用料为竹叶青茶1茶匙，红糖或蜂蜜适量。取1茶匙干燥的竹叶青茶放入茶杯中，用适量沸水冲泡，加盖闷10分钟，再调入适量红糖或蜂蜜，搅匀即可。用法为每日1剂，频频饮用。

（2）莲子清心茶

用料为莲子心3克，黄芩、麦冬、地骨皮、车前子、花茶各2克。用500毫升清水煎煮莲子、黄芩、麦冬、地骨皮、车前子，煮沸10分钟左右时，冲入花茶即可，也可不用花茶。用法为每日1剂，代茶饮用。

（3）清心养心茶

用料为淡竹叶3克，灯心草1克，蝉蜕1～3克，绿茶0.5～1克。将淡竹叶、灯心草、蝉蜕分别洗净剪碎，与绿茶一同放入茶杯中，用适量沸水冲泡，加盖闷10分钟即可。用法为每日1剂，代茶饮用。

（4）灯心竹叶茶

用料为灯心草5克，鲜竹叶30克。将灯心草、鲜竹叶分别洗净，加工成粗末，一同放入茶杯中，用适量开水冲泡，加盖闷15分钟即可。用法为每日1剂，代茶饮用。

【小贴士】

饮用药茶应注意适时适量，毫无节制地乱饮药茶，不但难以获得应有的调养效果，还容易引发上腹部胀满不适、恶心呕吐等。同时，药茶冲泡或煎煮后应尽量当日饮用完，不要放置过久，更不能服隔夜茶，以避免被细菌污染变质。

5. 练习八段锦之"摇头摆尾去心火"

在八段锦当中，有一段称为"摇头摆尾去心火"，坚持练习这段动作，能补肾经经气，让肾水上行，收敛心火，有效祛除心火，对调养心火旺盛引起的口舌生疮大有好处。

练习"摇头摆尾去心火"时，特别强调姿势要正确，心情要平静，身体要放松，做到形神合一、刚柔相济、平衡舒畅、粗中有细。这当中，放松是由内到外、由浅到深的锻炼过程，使形体、呼吸、意念轻松舒适无紧张之感，这样能够使头脑保持清醒，有助于缓解心火旺盛引起的诸多不适。

　　练习时两脚分开与肩同宽，屈膝下蹲呈骑马势，两手张开，虎口向内，扶撑在大腿中部，挺胸抬头，做好预备姿势。之后按下面的动作练习：身体重心向上稍升起，而后右移，上体先向右倾且头向前伸，随即俯身，上体由右向前、向左弧形旋转，在左侧方头部尽量左屈，使左耳贴近左肩。之后身体重心左移，上体由右向前、向左旋转，同时重心移到正中，头向后摇，上体立起，随之下颌微收，目视前方，复原成预备时的姿势。右侧动作和左侧动作相同，如此反复练习 6 次。结束后，再散步 3～5 分钟，活动四肢，按摩头面，使身体尽量放松。

　　需要注意的是，练习时一定要配合均匀的呼吸，呼吸时还可以适当延长呼气的时间，以更好地消除神经系统的兴奋，祛除心火，缓解因心火旺盛引起的口舌生疮等诸多身体不适。初学者要做到动作协调、标准比较困难，最好在专业教练的指导下进行，以最大限度地使姿势与方法合乎标准。同时，练习"摇头摆尾去心火"不可能一蹴而就，只有持之以恒地练习，才能达到祛病强身的目的。

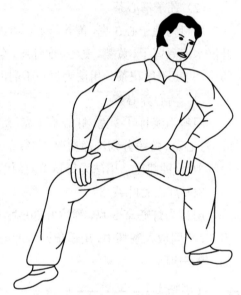

摇头摆尾去心火

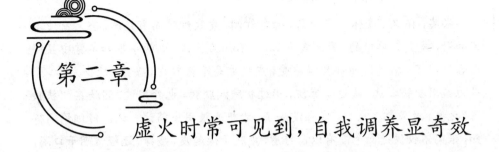

第二章

虚火时常可见到，自我调养显奇效

上火有实火和虚火之不同，除前面所说的阳热过盛引起的实火外，还有一些上火是由于阴液不足，阳热相对旺盛造成的，即阳热并不过盛，由于阴液不足，阴阳的平衡状态被打破，阳热相对于不足的阴液而过盛，这种上火称之为虚火。虚火引起的身体不舒服是多种多样的，比如皮肤干燥、手足心热、咽喉干痛、遗精、盗汗等。对虚火引起的身体不舒服，治疗调养应从滋阴降火上下功夫，"水"多了，"火"自然也就灭了。虚火时常可见到，自我调养显奇效。

一、皮肤干燥肺阴虚，滋阴润肺功效奇

主要表现：肺阴亏虚引起的皮肤干燥，多发于环境干燥之时，尤其多见于秋、冬两季，主要表现为皮肤干燥起皮，皱缩、瘙痒，缺少光泽，可伴有咽干鼻燥、五心烦热、大便秘结等。

选方用药：滋阴养肺润肤汤（生地、丹参、百合、北沙参各15克，玄参、玉竹、白芍、桔梗各12克，当归、杏仁、丹皮各10克，蝉蜕、甘草各6克，蜂蜜20毫升）。每日1剂，以大枣5枚为引，水煎取汁（蜂蜜除外），兑入蜂蜜，早晚2次温服。

调养妙招：饮用石榴蜂蜜汁，食用养肺猪皮汤，按摩"补水穴"，预防大便秘结，自我综合调养等。

说到皮肤干燥，相当一部分人有这样的经历：在久晴无雨、环境干燥之时，尤其在秋、冬两季，总感觉皮肤干燥不舒服，起皮、皱缩、瘙痒，缺少光泽，嘴唇干，头发干，身体干，就算沐浴过后，腿上、胳膊上、脸上依旧簌簌地掉落雪一样的小干皮。在门诊，也时常有人咨询我"皮肤干燥起皮怎么办""有没有调养皮肤干燥起皮的绝招"。这不，刚给朋友介绍完皮肤调养保湿的方法，同事"资深美女"张某也因皮肤干燥找我来了。

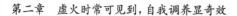

张某，46岁，身体一直很好，面色红润，皮肤细腻而有光泽，整天有使不完的劲，是我们单位的"资深美女"。可不知为什么，近两年不知不觉中显得面容憔悴了，总觉得面部紧绷难受，皮肤更是干燥起皮、瘙痒，缺少光泽，于是她遍用护肤之法，去过美容院，用过护肤润肤膜，也外用过"润肤霜""扶肤露"之类，效果都不太好，实在没法了，才想着服用中药试一试。仔细询问得知，张某不仅仅是面色没有以前好看，皮肤干燥起皮、瘙痒，还经常咽干口渴，心烦失眠，大便更是干结难解，三五天才解大便一次。张某这种情况是体内水少了，出现虚火了，进一步说是肺阴亏虚，虚火内生，肌肤得不到阴液正常的滋润造成的。我让她保持规律化的生活起居，注意饮食调养，重视皮肤的日常养护，同时给她处方滋阴养肺润肤汤，每日1剂，以大枣5枚为引，水煎取汁，兑入适量蜂蜜，早晚2次温服。如此守方加减调理了近3个月，咽干口渴、心烦失眠、大便干结难解等诸多不适没有了，皮肤干燥、起皮的情况明显改善，瘙痒消失了，面色也显得红润有光泽了。

水是肌肤健康的原动力，是美丽容颜的保证。一旦出现皮肤干燥，面部紧绷，人们马上想到的是保湿，应用护肤面膜、保湿膜之类，但这样做并不全面。中医认为肺为人体"水之上源"，在体合皮，其华在毛，皮肤的好坏与肺的功能状况密切相关。肺的功能正常时，人体通过肺气的宣发使气血津液得以布散全身，肌肤得到正常的营养滋润，则皮肤滋润而有光泽，如果肺的功能失常，肺阴亏虚，虚火内生，肺的宣发作用受到限制，肌肤得不到阴液正常的濡养滋润，犹如天气炎热，久晴无雨，水汽蒸发，缺少水分，致使土地干燥、龟裂一样，皮肤自然也就干燥、起皮、皱缩、瘙痒，缺少光泽。所以，要解决皮肤干燥起皮问题，使人容颜靓丽，除注意皮肤保湿外，还应重视滋阴润肺，清降虚火，让皮肤从内"吸收"足够的水分和营养，同时把损耗水液的虚火祛除掉，这样皮肤得到了正常的滋养，水液充足了，自然就变得滋润而有光泽了。

肺喜湿润，干燥、寒冷的气候是它所厌恶的，之所以干燥的气候和秋、冬两季皮肤特别容易干燥起皮，就是因为此时阴液虚少，肺阴亏虚，虚火内扰，皮肤不仅得不到肺阴足够的支持，还受虚火耗损的缘故。肺阴亏虚引起的皮肤干燥，多发于环境干燥之时，尤其多见于秋、冬两季，主要表现为皮肤干燥起皮，皱缩、瘙痒，缺少光泽，可伴有咽干鼻燥、五心烦热、大便秘结等。皮肤干燥肺阴虚，滋阴润肺功效奇。调养肺阴亏虚引起的皮肤干燥，我通常在建议保持规律化生活起居、注意皮肤保湿和饮食调养的同时，给予滋阴养肺润肤汤，效果不错。滋阴养肺润肤汤的药物组成为生地、丹参、百合、北沙参各15克，玄参、玉竹、白芍、桔梗各12克，当归、杏仁、丹皮各10克，蝉蜕、甘草各6克，蜂蜜20毫升。用法为每日1剂，以大枣5枚为引，水煎取汁（蜂蜜除外），兑入蜂蜜，早晚2次温服。

【小贴士】

皮肤干燥起皮的调养是一个缓慢的过程，并非一朝一夕之功，不管采取什么样的治疗调养方法，都需要循序渐进，做到持之以恒，切不可急于求成。

对肺阴亏虚引起的皮肤干燥者来说，宜采取综合性的治疗调养措施，过分强调某一种调理方法的作用而忽视与其他调养方法相配合，是不可取的。就日常调养肺阴亏虚引起的皮肤干燥来讲，宜在保持规律化的生活起居、注意皮肤保湿的同时，服用滋阴养肺润肤汤，若能与饮用石榴蜂蜜汁或食用养肺猪皮汤等饮食调养相结合，再配合以按摩"补水穴"、预防大便秘结等，进行自我综合调养，其效果会更好。

调养妙招

1. 饮用石榴蜂蜜汁

石榴蜂蜜汁具有较好的滋阴润肺、生津止渴作用，很适合于调养肺阴亏虚引起的皮肤干燥。石榴蜂蜜汁的用料为石榴1个或半个，蜂蜜20～30毫升。将石榴剥去外皮，取出所有果粒，放进榨汁机中，加入少许凉开水（以没过石榴果粒为宜），开动机器将其打成汁，滤渣取液，再调入蜂蜜即可。用法为每日1～2次，代茶饮用。

石榴是一种常见的水果，因其营养丰富、护肤效果好而进入了护肤品的世界，如常见的"红石榴滋润霜""红石榴营养水""红石榴补水面膜"等护肤品，都是以石榴为主要原料制成的。从中医角度来说，石榴归肺、肾、大肠经，皮肤干燥的人多伴有肺阴亏虚、咽干口渴等症状，而石榴生津止渴、滋补肺肾的作用特别好，所以很适合皮肤干燥者食用。石榴含有石榴多酚和花青素，其抗氧化作用是绿茶的4倍，能高效地清除体内和皮肤组织的自由基，同时促进新陈代谢，排出毒素，所以无论是外用还是内服，都能达到润肤美肤的目的。

蜂蜜是大自然赠予人们的奇异礼物，它不仅味道甜美、营养丰富，而且是治疗多种疾病的良药，被誉为"健康之友"。中医认为蜂蜜味甘，性平，具有滋养补中、润肺止咳、清热解毒、健脾益胃、养血护肝、润肠通便、缓急止痛、益

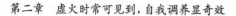

寿养颜、强壮身体等作用，是男女老幼皆宜的优良食品和良药。蜂蜜具有一流的保健美容功效，以蜂蜜为主要用料制成的美容护肤品有很多。蜂蜜除滋阴润肺、滋养肌肤之外，还有一定的解毒作用，可以有效地对抗皮肤干燥引起的红斑和刺痒等。

蜂蜜与石榴搭配，可以说是"天作之合"，石榴蜂蜜汁具有很好的滋阴润肺、滋养肌肤、解毒止痒功效，经常饮用能护肤养颜，消除皮肤干燥不适，还您滋润而有光泽的皮肤。

2. 食用养肺猪皮汤

养肺猪皮汤的用料为猪皮200克，干百合30克，大枣5枚，生姜1小块，大葱1小段，食盐、料酒各适量。将百合用少许冷水泡发，猪皮洗净后切成小块状，大枣洗净去核，生姜洗净拍散，大葱洗净切碎。将百合、猪皮、生姜、大枣、大葱一同放入锅中，加入清水适量，淋少许料酒，大火煮沸后，改用小火继续煮至猪皮熟烂，用食盐调味即成。用法为每日1次，每周2～3次，食猪皮并饮汤。养肺猪皮汤具有滋阴养肺、润肤去皱、美容养颜之功效，对肺阴亏虚引起的皮肤干燥十分有益。当因肺阴亏虚而出现皮肤干燥时，可经常食用养肺猪皮汤进行调养。

虽然说"以皮补皮"有点牵强附会，但猪皮确实具有较好的滋阴润肺、润肤去皱效果，是人们常用的美容佳品。早在汉代，医圣张仲景在《伤寒论》中就指出猪皮具有"和血脉，润肌肤"的功能，中医认为猪皮味甘，性凉，可清热滋阴，生津止渴，滋润肌肤，减少皱纹，延缓衰老。现代医学研究也表明，猪皮中含有大量的胶原蛋白，能让皮肤细胞的储水功能增强，使皮肤细胞吸收和储存更多的水分，防止皮肤干枯起皱，从而变得饱满平整光滑。另外，其中的弹性蛋白更能增加皮肤的弹性。养肺猪皮汤中的百合滋润质厚，归心、肺二经，具有清热止渴、滋阴润肺、清心安神等功效，是十分理想的补肺润肺养肺之品，不但能防治肺阴亏虚、肺失宣降引起的咳嗽，还能润肤除皱，调养肺阴亏虚引起的皮肤干燥，经常食用百合可以使肌肤变得白润。大枣能补中益气，养血润燥，宁心安神，是一种物美价廉的保健美容食品，同时它还能调理脾胃功能，有效提高人体对猪皮及百合的吸收作用。以猪皮、百合及大枣为主要原料制成养肺猪皮汤，集猪皮、百合和大枣的功能于一体，其滋阴养肺、润泽皮肤、美容养颜的效果显著提高。

3. 按摩"补水穴"

皮肤干燥应当怎么办呢？我们一般会想到多饮水、饮食调养和涂抹护肤品，或者服用中药调治，其实还可通过按摩"补水穴"解决皮肤干燥问题。所谓"补水穴"，是指中医经络里具有补阴作用的一些穴位，其中有三个穴位最常用，即太溪、三阴交和照海。经常按摩这三个穴位，可有效缓解皮肤干燥症状，很适合肺阴亏虚引起的皮肤干燥者自我调养。

太溪穴位于足内侧，内踝后方，内踝尖与跟腱之间的凹陷处，有平衡协调阴阳之功，经常按摩太溪穴具有滋肾阴、补肾气、壮肾阳的功能，既能滋阴降火，又能培元补肾，从金水相生的角度来说，补肾水可间接地补肺金，有助于调理肺之阴阳平衡。

三阴交穴位于小腿内侧，在足内踝尖上3寸，胫骨内侧缘后方，经常按揉三阴交，可调肝补肾，健脾养血，滋补肺肾之阴，使人气血旺盛，达到健康长寿的目的，所以按揉三阴交对肺阴亏虚引起的皮肤干燥者来说是十分有益的。

照海穴位于足内侧，内踝尖下方凹陷处，是足少阴肾经的穴位，按摩此穴可补一身之阴，具有很好的滋阴清热作用。孙思邈在《备急千金要方》中称照海穴为"漏阴"，就是说如果这个穴位出了问题，人的肾水减少，会造成肾阴亏虚，引起虚火上升，所以按摩此补水穴，有滋补肾阴的作用。

需要指出的是，太溪、三阴交和照海这三个穴位，太溪、照海属于足少阴肾经，都是以补肾阴为主，三阴交归属于足太阴脾经，其主要功能为健脾滋阴养血。也许您会问，这三个穴位都与肺关系不大，怎么能调养肺阴亏虚引起的皮肤干燥呢？其实人是一个有机的整体，根据五行学说，肾属水，肺属金，金水是相互资生的，按摩太溪、照海穴能滋阴补肾，相当于补肾水，间接地也补了肺金，即滋阴润肺；肺属金，脾属土，培土也能生金，按摩三阴交健脾滋阴养血，既培土，间接地也补了肺金，使肺之阴津充足。阴虚生内热，阴液充足了，内热自然也就逐渐消除了。按摩太溪、三阴交和照海这三个补水穴，有很好的滋阴润肺、清降虚火作用，适用于调养肺阴亏虚引起的皮肤干燥。

调养肺阴亏虚引起的皮肤干燥，宜采取按揉太溪、三阴交和照海三穴相结合的方法，以左手和右手拇指指腹分别对上述穴位进行按揉，一般每日按揉2次，于早晨及晚睡前进行，每次每穴按揉5～10分钟，以使局部有温热酸胀感为宜。

4．预防大便秘结

中医认为"肺与大肠相表里"，肺阴亏虚，失于清肃，阴虚生内热，津液不能下达，移热于大肠，可引发大便秘结；而大便秘结者，腑气不通，积而生热，耗伤津液，亦会影响肺的宣发肃降，导致肺主皮毛的功能失常。所以在日常生活中，皮肤干燥者有相当一部分伴有大便秘结，大便秘结者也常出现皮肤干燥、脸上容易长痘等。预防大便秘结，采取切实可行的措施保持大便通畅，是预防皮肤干燥发生、促使肺阴亏虚引起的皮肤干燥者顺利康复的重要环节。

要预防大便秘结，保持大便通畅，应保持规律化的生活起居，每天按时睡觉，按时起床，按时用餐，养成有节奏、有规律的生活习惯。要积极参加体育锻炼，增强体质，保持健康的心态和良好的情绪。要注意饮食调养，纠正不良的饮食习惯，少吃辛辣、肥腻等容易上火之食物，适当多吃一些蔬菜、水果及红薯、玉米等含纤维素较多的食品。另外，还要注意避免抑制便意和破坏正常的排便习惯，要养成良好的排便习惯和规律，最好每日定时排便（如晨起后排便），并长期坚持，这样可逐渐形成特有的动力定型和条件反射，以预防便秘发生。

5. 自我综合调养

皮肤干燥多发于环境干燥之时，尤其多见于秋、冬两季，其发生有两方面的因素，一是外部因素，即气候干燥，二是内部因素，即体内的津液不足，肺阴亏虚，有虚火存在，必须采取综合性的措施，改善干燥的环境，适当补充水分，滋阴润肺，注意综合调养。

要适当多饮水，室内可用加湿器，以使空气湿润。饮食方面可适当多吃诸如雪梨、荸荠、百合等具有滋阴润肺作用的食物，尽量不吃诸如生姜、大葱、胡椒、辣椒等辛辣温热类的食物，同时还可选用药茶及食疗方进行调养。要做好皮肤清洁工作，以促进皮肤的新陈代谢。对皮肤干燥者来说，保湿尤为重要，可选择深层补水的精华或面膜，快速给皮肤补充水分，缓解肌肤的干燥状态。选择保湿效果好、滋润作用强的面霜也是必要的，天然无刺激的面霜在防止皮肤敏感现象的同时还能补充丰富的水分。另外，在干燥的季节也可用橄榄油擦抹面部和手臂，并轻轻按摩，一般每日早晚各用1次，这样橄榄油会很快吸收，以防止皮肤皲裂及因皮脂分泌过少引起的瘙痒，使皮肤光滑细腻，滋润而富有弹性，并防止皮肤过敏。

【小贴士】

对肺阴亏虚引起的皮肤干燥者来说，宜将饮食调养、服用中药汤剂、按摩"补水穴"，以及保持大便顺畅等调养方法配合应用，过分强调某一种调理方法的作用而忽视与其他调养方法相配合，很难取得满意的效果，是不可取的。

二、手足心热常见到，滋阴补肾是正道

主要表现：肾阴亏虚、虚火内生引起的手足心热，主要表现为手心、脚心发热，可伴有精神不振、腰膝酸软、心烦失眠等。

选方用药：加减知玄地黄汤（生地、熟地、柏子仁、山药、玄参、白芍各15克，枸杞子、知母、赤芍、地骨皮各12克，茯苓、丹皮、泽泻各9克，甘草6克）。每日1剂，水煎取汁，分早晚2次温服。

调养妙招：选用中药石斛、女贞子，服用中成药六味地黄丸配合天王补心丹，按揉太溪、三阴交穴，饮用药茶，选取食疗方进行饮食调养等。

"我近段时间总感觉手心、脚心发热，是不是血热了？""我手心、脚心发热，可能是血热了，麻烦您给我开点治疗手足心发热的凉血药。"在门诊中，像这样咨询的、开药的，实在太多了。时常手心、脚心发热，心烦失眠，是人们经常出现的身体不适之一，不论是青少年，还是中老年人，都可以发生。人们似乎都有这样的认识，手足心热是血热，调治当用凉血药，其实这样的看法是片面的。

记得20世纪80年代我刚上班时，也有手足心热是血热、调治当用凉血药的思维定势，一见手足心热者就认为是血热，治疗以清热凉血为原则，处以凉血药为主要组成的方剂。不过在治疗中慢慢发现，有一部分效果很好，可有一部分并没有明显的疗效，还有一些不但没有效果，还引发了腹痛、腹泻、饮食减少等不良反应。经过进一步观察分析，发现没有效果甚至出现腹痛、腹泻、饮食减少等不良反应者，95%以上是中老年人，这让我想到了中老年人多肾虚，后来我转变思路，处方用药在滋阴补肾的同时少加一二味清热的药物，其疗效明显提高。这其中的原因当然是中老年人手足心热与肾阴亏虚、虚火内生有关。手足心热常见到，滋阴补肾是正道。

世界万物都存在着对立统一、相互制约的矛盾双方，阴阳就是一对最常见的矛盾对立体。人体五脏皆有阴阳，而肾之阴阳是五脏阴阳之本。肾阴又称元阴，是人体阴液之源，肾阴主要对各脏腑组织起濡润、滋养作用。肾中阴阳犹如水火一样，相互依存、相互制约以维持人体阴阳的动态平衡。人至中老年，肾之阴精逐渐衰减，加之忧思过度、房事不节等原因，阴液暗耗致使阴液亏少，出现肾阴虚是很多见的。肾阴亏虚会出现两方面的症状，一是相关组织失于正常的濡养，二是虚火内生。肾之阴阳平衡好似天平的两端，肾阴

亏虚，则肾阳就相对亢盛，便会出现热象，但这个热并不是疾病的病因，而是阴虚的病理产物，所叫作"虚热"。

人的体型和体质是各不相同的，根据人体体质上存在的个体差异，中医将人的体质分为正常体质、气虚体质、阳虚体质、血虚体质、阴虚体质、气郁体质及阳盛体质七种类型，就手足心热来讲，常见于阴虚体质者，其中中老年人表现最为突出。对中老年人来说，只要以手心、脚心发热为突出表现，同时伴有精神不振、腰膝酸软、心烦失眠等，就可判断为肾阴亏虚、虚火内生引起的手足心热。治疗调养肾阴亏虚、虚火内生引起的手足心热，应当从滋阴补肾入手，肾阴足了，虚火降了，则手足心热诸多不适自可逐渐消除。临床中我用中药汤剂调治肾阴亏虚、虚火内生引起的手足心热，通常选用我的经验方加减知玄地黄汤，绝大多数能取得满意的疗效。

【小贴士】

血热是引起手足心热最常见的原因，但不是唯一原因，青壮年手足心热确实以血热者居多，但对中老年人来说，手足心热通常是由肾阴亏虚、虚火内生造成的，不能一见手足心热就用凉血药，应详查病因，辨证用药，以免出现误治。

加减知玄地黄汤的药物组成为生地、熟地、柏子仁、山药、玄参、白芍各15克，枸杞子、知母、赤芍、地骨皮各12克，茯苓、丹皮、泽泻各9克，甘草6克。用法为每日1剂，水煎取汁，分早晚2次温服。方中生地、熟地、山药、茯苓、丹皮、泽泻取六味地黄汤之意，以滋阴补肾，滋养肝肾；知母、地骨皮滋阴泻火；生地、玄参、赤芍、白芍滋益阴精，补养阴血，清热凉血；枸杞子补肝肾，益精血；柏子仁养心除烦安神；甘草调和诸药。上药合用，具有滋补肝肾、滋养阴血、清降虚火、清热凉血之功效，使肾虚补，虚火除，则手心、脚心发热及心烦失眠等自可消失。也许您会说，肾虚补肾就行了，为什么所用加减知玄地黄汤要肝肾同补呢？这是因为"肝肾同源""精血互生"的缘故。

除上面介绍的服用中药汤剂加减知玄地黄汤外，肾阴亏虚、虚火内生引起的手足心热者也可选用中药石斛、女贞子，或服用中成药六味地黄丸配合天王补心丹进行调治。另外，还可通过按揉太溪、三阴交穴，饮用药茶，选取食疗方等进行自我调养。

调养妙招

1. 选用中药石斛、女贞子

中药石斛具有较好的养肾滋阴、益胃生津作用，女贞子具有补益肝肾、滋养阴液之功效，都是调治中老年人肾阴亏虚、虚火内生引起的手足心热的良药。若有肾阴亏虚、虚火内生引起的手足心热，可选用其中一种或两种结合服用一段时间。

（1）石斛

石斛为兰科多年生草本植物环草石斛、马鞭石斛、铁皮石斛的茎。中医认为其味甘，性微寒，具有较好的养肾滋阴、益胃生津作用，能"补五脏虚劳羸瘦，强阴益精，轻身延年"。石斛清中有补，补中有清，能滋肾水，柔肝阴，而且排毒养颜，滋养脾胃，是一味滋肾阴、清虚火良药。适用于胃阴不足、胃热炽盛之口渴咽干，胃脘嘈杂，隐痛或灼痛，食少呕逆；热病伤津之低热烦渴，口燥咽干。由于石斛还有补肾养肝明目及强筋骨之功效，所以也用于治疗肾虚目暗、视力减退、内障失明等。用于调治肾阴亏虚、虚火内生引起的手足心热，可取石斛、枸杞子、女贞子各15克，每日1剂，水煎服；也可取石斛、玄参各10克，麦冬20克，每日1剂，水煎服。另外，还可取石斛15克，冰糖适量，将石斛洗净剪碎，放入保温杯中，加入适量冰糖，用沸水冲泡，加盖闷15分钟，代茶饮用。

（2）女贞子

女贞子为木犀科常绿乔木植物女贞的成熟果实。中医认为其味甘、苦，性凉，具有补益肝肾、滋养阴液、清退虚热、乌发明目之功效。适用于肝肾阴虚之目暗不明，视力减退，须发早白，腰酸耳鸣，阴虚发热等。女贞子滋补肝肾之阴的功效显著，还能清退虚热，当因肾阴亏虚、虚火内生出现手足心热，腰膝酸软，心烦失眠时，不妨取女贞子20克，水煎取汁，分早晚2次服，相信过不了多长时间，就能消除五心烦热，睡上好觉。也可取女贞子、枸杞子各30克，甲鱼1只（约1 000克），料酒、食盐、酱油、白糖、葱段、生姜片、胡椒粉各适量，做成二子炖团鱼，适量食用，也有很好的滋补肝肾、养阴清热、补虚强身功效，对减轻或消除肾阴亏虚所致的手足心热、心中烦热很有帮助。石斛与女贞子配合使用，取石斛、女贞子各15克，每日1剂，水煎服，调治肾阴亏虚、虚火内生引起的手足心热，效果也很好。另外，还可将女贞子与墨旱莲配合制成丸剂服用，此乃著名的二至丸（现在市面上有售中成药二至丸），也是调治肾阴亏虚、虚火内生所致五心烦热的良药。

2. 服用中成药六味地黄丸配合天王补心丹

六味地黄丸是补肾虚的名方，具有很好的滋阴补肾作用。根据中医辨证论治的原则，六味地黄丸用于调治中老年人肾阴亏虚、虚火内生引起的手足心热是合适的，不过临床中我发现，单独应用六味地黄丸治疗的效果并不太好，如果与具有滋阴清热、补心安神作用的天王补心丹配合应用，以增强滋阴清热的功效，其疗效明显提高。对于不愿意服用中药汤剂或煎煮中药不方便的肾阴亏虚、虚火内生引起的手足心热、心中烦热者，若用中成药调理，我建议将六味地黄丸与天王补心丹配合使用。

（1）六味地黄丸

药物组成：熟地、山茱萸、丹皮、山药、茯苓、泽泻。

功能主治：滋阴补肾。用于肾阴亏虚，头晕耳鸣，听力下降，腰膝酸软，骨蒸潮热，盗汗遗精，消渴等。

用法用量：每次8丸，每日3次，温开水送服。

注意事项：本方熟地滋腻滞脾，有碍消化，脾虚食少便溏者慎用。

（2）天王补心丹

药物组成：丹参、党参、当归、石菖蒲、茯苓、五味子、玄参、麦冬、天冬、生地、柏子仁、酸枣仁、远志、桔梗、甘草。

功能主治：滋阴清热，补心安神。用于心肾不足、阴虚血少、虚热内生引起的失眠多梦，心悸健忘，口咽干燥，五心烦热，大便干结等。

用法用量：每次8粒（每8粒相当于原药材3克），每日3次，温开水送服。

注意事项：脾胃虚寒、湿热内蕴者忌用，忌辛辣、鱼腥、烟酒等。

3. 按揉太溪、三阴交穴

前文已经详细介绍了太溪、三阴交穴的作用和按摩方法，按摩太溪、三阴交具有很好的"补水"作用，能够调养肺阴亏虚引起的皮肤干燥，这里之所以重复介绍按揉太溪、三阴交穴，是因为采取按揉太溪与三阴交穴相结合的方法，每日按摩1～2次，坚持一段时间，可使中老年人因肾阴亏虚、虚火内生引起的手足心热、心中烦热逐渐减轻，直至消除。

太溪穴位于足内侧，内踝后方，内踝尖与跟腱之间的凹陷处，为补肾的要穴，有平衡协调阴阳之功，具有滋肾阴、补肾气、壮肾阳、理胞宫的功能，既能滋阴降火，又能培元补肾，既可调治肾阳虚引起的畏寒肢冷、神疲嗜睡、头昏目眩，又能调治肾阴虚引起的五心烦热、头晕耳鸣、失眠健忘、腰膝酸软、口干舌燥等。临床中凡肾虚病证或肾经循行部位的病证，都可用按摩太溪穴的方法进行调治。三阴交穴位于小腿内侧，在足内踝尖上3寸，胫骨内侧缘后方。三阴交是三条阴经（肝经、脾经、肾经）的交汇之处，是常用的滋补强壮穴，经常按揉三阴交，三经气血调和，先天之精旺盛，后天气血充足，可调肝补肾、健脾养血，使气血旺盛，达到健康长寿的目的，所以按揉三阴交对肾阴亏虚者来说也是十分有益的，同时，按揉三阴交穴还可调理月经不调、痛经、高血压、糖尿病、消化不良、肠鸣腹泻等多种疾病。将按揉太溪与按揉三阴交结合起来，可滋补肝肾，滋养阴血，清降虚火，强身健体，很适合调养中老年人因肾阴亏虚、虚火内生引起的手足心热、心中烦热。

按揉太溪穴时，一般用对侧手的拇指，也可以使用按摩棒或光滑的木棒按揉，注意力量要柔和，以感觉酸胀为度，不可太用力，以免伤及皮肤，通常每次按揉5～10分钟。按揉三阴交穴时，将拇指屈曲垂直按在三阴交穴上，以拇指端有节奏地一紧一松用力按压，同时适当配合按揉动作，使之有阵阵酸胀麻感，且麻感放射至膝和足跟部位，双侧交替按揉。

4. 饮用药茶

茶是常用的保健饮品，对因肾阴亏虚、虚火内生引起手足心热的中老年人来说，饮用具有滋补肝肾、清降虚火作用的药茶，简单易行，是自我调养的好方法。

（1）生地杞子茶

具有滋补肝肾、养阴生津、清退虚热之功效。用料为生地30克，枸杞子20克。将枸杞子、生地分别洗净，一同放入砂锅中，加入清水适量，煎取汁液即可。用法为每日1剂，代茶饮用。

（2）枸杞决明茶

具有益肝滋阴、清热通便之功效。用料为决明子50克，枸杞子15克，冰糖6克。将决明子略炒香后捣碎，与洗净的枸杞子、冰糖一同放入茶壶中，冲入适量沸水，加盖闷15分钟即可。用法为每日1剂，代茶饮用。

（3）滋肾养阴茶

具有滋补肝肾、益气养阴之功效。用料为枸杞子10克，黄精9克，山楂15克。将打碎的山楂与枸杞子、黄精一同放入保温杯中，用沸水冲泡，加盖闷15分钟即可。用法为每日1剂，代茶饮用。

（4）枸杞洋参茶

具有益气补肾、滋养阴液之功效。用料为西洋参6克，枸杞子30克，白糖10克。将西洋参洗净切成小片，枸杞子洗净，一同放入砂锅中，加入清水适量，武火煮沸后，改用文火继续煎煮30分钟左右，调入白糖，搅拌均匀使白糖充分溶化即可。用法为每日1剂，代茶饮用，枸杞子、西洋参片可一并嚼服。

（5）莲心枣仁茶

具有滋肾宁心、养血安神之功效。用料为莲子心5克，酸枣仁15克。将莲子心、酸枣仁（捣碎）一同放入茶杯中，用适量沸水冲泡，加盖闷10分钟即

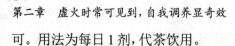
可。用法为每日1剂，代茶饮用。

我认识的一位退休教师，前段时间总感到手心、脚心发热，同时还有腰膝酸沉、耳鸣健忘的症状，晚上心烦影响睡眠，白天又没有精神，同时大便还有点干结。我判断是肾阴亏虚、虚火内生引起的，嘱咐他在保持心情舒畅、合理饮食的同时，每日饮用枸杞决明茶。2周后，大便顺畅了，腰膝酸沉、耳鸣健忘减轻了，手足心热、心烦的情况没有了，睡眠好了，人也有精神了。

药茶对肾阴亏虚、虚火内生引起的手足心热有肯定的调养效果，需要说明的是，药茶虽好，但也有一定的局限性，起效较慢，作用较弱，不能代替药物，只能作为一种辅助调养手段，切不可一味强调药茶的作用而忽视药物治疗。

5. 选取食疗方进行饮食调养

中老年人因肾阴亏虚、虚火内生引起的手足心热、心中烦热者，可适当多吃具有滋补肝肾、滋阴清热作用的食物进行饮食调养，如鲜藕、甘蔗、百合、枸杞子、银耳、甲鱼、青菜等，忌食诸如生姜、辣椒、大蒜、羊肉、狗肉等辛辣刺激、温热香燥及煎炸爆炒的食物，同时也可选用枸杞鸽肉汤、首乌枸杞肝片、白芍石斛瘦肉汤、鳖肉杞子生地汤、鳝鱼芹菜炒翠衣等食疗方进行调养。

（1）枸杞鸽肉汤

此食疗方具有滋补肝肾、滋养阴血之功效。用料为枸杞子30克，鸽子1只，生姜丝、料酒、食盐各适量。将鸽子宰杀，去毛杂及内脏，洗净，与枸杞子、生姜丝、料酒一同放入炖盅内，加入适量清水，盖上炖盅盖，放入锅中，隔水文火炖至鸽子肉熟烂，放入食盐调味即可。用法为每日1次，食鸽子肉并饮汤。

（2）首乌枸杞肝片

此食疗方具有补肝肾、滋阴液、退虚热之功效。用料为制首乌20克，枸杞子30克，猪肝150克，黄酒、酱油、生姜末、食盐、香醋、水淀粉、水发木耳、嫩青菜、葱花、蒜片各适量。将制首乌、枸杞子淘洗干净，放入砂锅，加水浸泡片刻，浓煎2次，每次30分钟，滤去药渣，合并两次药汁，倒回砂锅，小火浓缩至约100毫升备用。用水发木耳、嫩青菜、葱花、蒜片、黄酒、生姜末、酱油、食盐、香醋、药汁将猪肝（洗净切片、水淀粉勾芡）熘炒至熟，即成首乌枸杞肝片。用法为佐餐食用。

（3）白芍石斛瘦肉汤

此食疗方具有补虚益肾、养阴清热之功效。用料为猪瘦肉250克，白芍、石斛各 12 克，大枣 6 枚，胡椒、酱油、食盐各适量。将猪瘦肉洗净，切块；白芍、石斛、大枣（去核）分别洗净。把猪瘦肉和白芍、石斛、大枣一同放入锅中，加入清水适量，武火煮沸后，放入胡椒、酱油，改用文火慢炖 1 小时左右，至猪肉熟烂，用食盐调味即可。用法为每日 1 次，随量食肉饮汤。

（4）鳖肉杞子生地汤

此食疗方具有滋养肝肾、养阴清热之功效。用料为鳖肉 125 克，枸杞子、生地各 15 克，食盐适量。将鳖肉洗净切成小块，枸杞子、生地分别洗净，与鳖肉块一同放入锅中，加入清水适量，文火慢炖至鳖肉熟烂汤成，用食盐调味即可。用法为每日 1 次，食肉并饮汤。

（5）鳝鱼芹菜炒翠衣

此食疗方具有补益肝肾、滋阴清热之功效。用料为鳝鱼 1 条（重约 150 克），西瓜皮 120 克，芹菜 100 克，葱段、生姜丝、蒜片、米醋、食盐、香油各适量。将鳝鱼活杀，去鳞、腮及内脏等，洗净切段；西瓜皮削去外层硬皮，洗净切成条状；芹菜去根、叶，洗净切段，入沸水中焯一下捞起。然后起香油锅，待油热后倒入鳝鱼段，炒至半熟时入西瓜皮、芹菜段及葱段、生姜丝、蒜片，翻炒至将熟时，加入米醋、食盐，继续炒至鳝鱼熟即可。用法为每日 1～2 次，佐餐食用。

良好的心理状态和情绪对保持健康无疑是积极有益的，相反，不良的心理状态和情绪对人体的健康是不利的，它容易使人罹患疾病或使病情反复、加重，不利于疾病的治疗和康复。对肾阴亏虚、虚火内生引起的手足心热、心中烦热者来说，保持良好的心理状态和稳定的情绪，避免生气恼怒十分重要，因为生气、恼怒容易肝郁化火，致使肾阴亏虚者火热更重，不但不利于手足心热、心中烦热的调养，还常使手足心热、心烦失眠等诸多不适加重。

【小贴士】

人生最宝贵的是生命和健康，健康与疾病是全社会都非常关心的问题。合理膳食、戒烟限酒、适量运动、心理平衡是健康的四大基石，想要有一个强健的体魄，避免、减少疾病的发生，我们在日常生活中就要做到以上四点。

三、肺肾阴虚也咳嗽，滋养肺肾能止嗽

主要表现：肺肾阴虚引起的咳嗽，主要表现为干咳，痰少而黏，朝轻暮重，

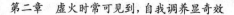

可伴有精神不振，口咽干燥，咽喉干痒不适，两颧潮红，手足心热，大便干燥，腰膝酸软等。

选方用药：加减百合固金汤（鳖甲、百合、生地、熟地各 15 克，玄参、麦冬、五味子、川贝母、杏仁、桑白皮各 12 克，北沙参、玉竹各 10 克，甘草 6 克）。每日 1 剂，水煎取汁，分早晚 2 次温服。

调养妙招：选择中药单方，饮用药茶，食用百合和雪梨，选用食疗方，练习慢性支气管炎防治操等。

我朋友的同事魏某，53 岁，一向身体很好，没患过什么大病，很少吃药打针，可从今年入秋感冒后，便时常咳嗽，表现为干咳，痰少而黏，白天轻，夜晚重，同时伴有口舌干燥，咽部干痒不适，大便干结，腰酸腿软，身体困乏。多次到医院检查，都没有发现明显异常，吃过不少消炎药、止咳药，但仍时常干咳，找到我要求服中药调理。魏某的这种情况从中医的角度来说是肺肾阴虚，肺部失去正常的濡润造成的，我让他注意饮食调养，做到饮食清淡易于消化，同时给他处方加减百合固金汤，每日 1 剂，水煎服。就这样连续服药 10 天后，大便通畅了，咳嗽及口舌干燥、咽部干痒不适均明显减轻，守方加减继续调治半个月，咳嗽痊愈，其他不适也完全消失了。

中医认为肺属金，肾主水，肺金与肾水为母子关系，生理和病理上均相互影响。肺为水之上源，肾为水之下源，肺主通调水道，肾为水脏，主津液。正常时肺津输布以滋肾，肾之阴精上承以养肺，肺肾之阴液相互滋养，称为"金水相生"。病理情况下，肺阴虚则肾失去了资生之源，肾阴虚则相火灼金，上耗母气，从而出现肺肾阴虚之证。肺肾阴虚，虚热内灼，肺失润降，则不可避免地出现干咳，痰少而黏；阴虚肺燥，津液不能上承濡润咽喉，则口咽干燥，咽喉干痒不适；至于两颧潮红，手足心热，大便干燥，腰膝酸软等，也都是肺肾阴虚、阴虚火旺的表现。

要判断是不是肺肾阴虚引起的咳嗽，其实很简单。只要以干咳，痰少而黏为突出表现，同时伴有口咽干燥，咽喉干痒不适，两颧潮红，手足心热，大便干燥，腰膝酸软等，就说明是肺肾阴虚造成的。对于肺肾阴虚引起的咳嗽，应当从滋阴补肾，清热润肺，止咳化痰上下功夫，做到肺肾同治，才能从根本上解决问题。肺肾的功能正常、协调了，咳嗽自然而然就痊愈了。上面所说的魏某，其咳嗽是由于肺肾阴虚引起的，我选用具有滋阴补肾、清热润肺、止咳化痰作用的中药汤剂加减百合固金汤治疗，病情判断准确，治法用药得当，所以服药后很快就痊愈了。

我的老师、河南中医学院原副院长冯明清教授擅长应用百合固金汤加减治疗肺阴亏虚引起的声音嘶哑、潮热盗汗、咳痰带血等，我总结冯老师的经验，也喜欢应用百合固金汤加减治疗肺阴亏虚、肺肾阴亏引发的诸多身体不适。临床中我遇肺肾阴虚引起的咳嗽，通常采用加减百合固金汤，肺肾同治，效果较为满意。加减百合固金汤是我调治肺肾阴虚引起的咳嗽的经验方，由鳖甲、百合、生地、熟地各 15 克，玄参、麦冬、五味子、川贝母、杏仁、桑白皮各 12 克，北沙参、玉竹各 10 克，甘草 6 克组成。其用法为每日 1 剂，水煎取汁，分早晚 2 次温服。

对肺肾阴虚引起的咳嗽，除用上面介绍的中药汤剂加减百合固金汤治疗外，也可选用中药单方进行调治，同时还可采取饮用药茶，适当食用百合和雪梨，选用川贝沙参粥、沙参心肺汤、黄精玉竹猪肺汤等食疗方，以及练习慢性支气管炎防治操等方法进行调养。

【小贴士】

引起咳嗽的原因复杂多样，从西医学角度来说，感冒、急慢性支气管炎、肺结核、支气管扩张症、肺癌等都可引起咳嗽，从中医角度来说，咳嗽也有多种证型存在。当出现咳嗽时，应及时找医生就诊，明确原因，以免出现误治。

调养妙招

1. 选择中药单方

用于治疗咳嗽的中药单方有很多，对以干咳，痰少而黏，朝轻暮重为突出表现，中医辨证属肺肾阴虚引起的咳嗽，选用下面的单方较为合适。

方一：沙参 15 克，川贝母 12 克。用法为水煎取汁，每日 1 剂，分早晚 2 次服。

方二：百合、麦门冬、枸杞子各 10 克。用法为水煎取汁，每日 1 剂，分早晚 2 次服。

方三：甜杏仁 9 克，雪梨 1 个。用法为将雪梨洗净，挖 1 个小洞，纳入甜杏仁，封口后放入锅中，加入清水适量，煮熟后吃梨喝汤，每日 1 次。

方四：桑叶、枇杷叶各 12 克，麦门冬 15 克。用法为水煎取汁，每日 1 剂，分早晚 2 次服。

方五：灵芝、百合各 15 克，南沙参、北沙参各 10 克。用法为水煎取汁，每日1剂，分早晚2次服。

方六：五倍子、茯苓各30克，远志25克，蜂蜜适量。用法为将五倍子、茯苓、远志共研为细末，制成蜜丸，每次9克，每日3次，温开水送服。

2. 饮用药茶

用药茶调养肺肾阴虚引起的咳嗽，当选用具有滋阴补肾、清热润肺、化痰止咳功效者，我常推荐玄甘饮、青果茶、款冬花茶等。

（1）玄甘饮

用料为玄参、麦冬、罗汉果、甘草各5克。将玄参、麦冬、罗汉果、甘草分别洗净，一同放入茶杯中，加沸水冲泡，加盖闷15分钟即可。用法为每日1剂，代茶饮用。

（2）青果茶

用料为青果、麦冬各10克，胖大海12克。将青果、麦冬、胖大海分别洗净，一同放入砂锅中，加入清水适量，煎取汁液即可。用法为每日1剂，代茶饮用。

（3）款冬花茶

用料为款冬花、冰糖各10克，绿茶2克。将款冬花洗净，与冰糖、绿茶一同放入茶杯中，加沸水冲泡，加盖闷15分钟即可。用法为每日1剂，代茶饮用。

（4）雪梨罗汉果饮

用料为雪梨1个，罗汉果半个。将雪梨洗净，去皮、核，切碎；罗汉果洗净，打碎。把雪梨和罗汉果一同放入砂锅中，加入清水适量，煎取汁液即可。用法为每日1剂，代茶饮用。

3. 食用百合和雪梨

百合和雪梨都有很好的滋阴润肺、化痰止咳作用，对肺肾阴虚引起的咳嗽者来说，适当食用百合和雪梨是很有好处的。

（1）百合

百合是多年生草本植物百合的肉质鳞茎，为药食两用之品，其味甘，性微寒，具有养阴润肺止咳、清心安神之功效。适用于肺阴虚所致的燥热咳嗽及劳嗽久咳、痰中带血，以及热病余热未清，虚烦惊悸，失眠多梦等。现代研究表明，百合含有蛋白质、脂肪、还原糖、淀粉、钙、磷、铁、B族维生素、维生素C及秋水仙碱等，不仅具有良好的营养滋补功效，还能美容养颜，防癌抗癌，润肺止咳，宁心安神，而且对秋季气候干燥引起的多种季节性疾病也有一定的防治作用。

百合质地肥厚，醇甜清香，甘美爽口，其养阴润肺止咳作用显著，是解燥润肺佳品，很适合肺肾阴虚引起的咳嗽者食用。如果单独用百合，可取蜜炙百合10～30克，水煎取汁，代茶饮用。以百合为主要原料制成的食疗方也有很多，就肺肾阴虚引起的咳嗽者来说，选用百合茶、百合粥、清蒸百合、百合炒里脊、冰糖炖百合较为合适。

百合茶：具有滋阴润肺止咳作用。用料为百合10克，白糖、蜂蜜各适量。将百合洗净、切碎，与适量白糖、蜂蜜一同放入茶杯中，加入沸水500毫升，加盖闷10～15分钟即可。用法为每日1剂，代茶饮用。

百合粥：具有较好的滋阴补肾、润肺止咳作用。用料为百合粉50克，银耳5克，大米60克，白糖适量。将百合与大米分别淘洗干净，银耳水发后洗净，去蒂根、撕成瓣状，一同放入锅中，加入适量清水，大火煮沸后，改用小火煨煮，待百合及大米熟烂时，加入适量白糖，搅匀使白糖充分溶化即可。用法为每日1～2次，温热服食。

清蒸百合：具有滋阴润肺止咳、清心安神之功效。用料为百合鲜品250克，白糖适量。将百合洗净后掰成片状，置于盘中，加适量白糖，放入蒸锅中，蒸至百合熟透即可。用法为佐餐食用。

百合炒里脊：具有补益五脏、养阴清热、润肺止咳之功效。用料为百合粉50克，猪里脊肉片50克，食盐、酱油、蛋清、湿淀粉、五香粉等各适量。将猪里脊肉片用食盐、蛋清、湿淀粉、百合粉拌和均匀，放入油锅中，翻炒至里脊肉片熟透，用五香粉、酱油调味即成。用法为佐餐食用。

冰糖炖百合：具有滋阴润肺、清心养肺、化痰止咳之功效。用料为百合、冰糖各60克，款冬花15克。将百合洗净，一瓣一瓣撕开，与洗净的款冬花一同放入砂锅中，加入清水适量，文火炖至快熟时，加入冰糖，继续炖至百合熟透即可。用法为食百合并饮汤。

（2）雪梨

提起梨，大家首先会想到冰糖雪梨，因为冰糖雪梨是人们常用的祛痰止咳良方。入秋季节，几乎每个人都要吃上几口雪梨，不光是因为雪梨的丰收和雪梨的味美，更多是因为雪梨具有较好的润肺止咳效果。雪梨的确是调养咳嗽尤其是肺肾阴虚引起的咳嗽的食疗佳品。

中医认为雪梨味甘、微酸，性凉，具有生津润燥、清热化痰、润肺止咳及养血、解酒等多种作用，适合于热病伤阴及阴虚所致的干咳、咽痛、音哑、口渴、便秘者食用，也是内热所致的烦渴、咳喘、痰黄者的食疗佳品。雪梨可以生吃，也可蒸熟吃，还可以做成汤或羹食用。秋天或空气干燥时，多食雪梨能够润肺抗燥，清肺止咳，起到较好的调养作用。雪梨可清喉降火，播音及演唱人员经常食用煮熟的雪梨，能增加口中的津液，起到保养嗓子的作用。滋阴润肺止咳效果较好的要算冰糖雪梨、雪梨饮和雪梨膏，这也是大家最熟悉的做法。制作冰糖雪梨时，取1个雪梨，洗净后切成两半去皮核，之后把适量的冰糖放入去核的梨心中，再将两半梨合在一起，放入碗中，入锅中蒸熟即可。制作雪梨饮时，将雪梨洗净去皮，切碎，榨取汁液，直接饮用即可。制作雪梨膏时，把雪梨洗净切碎，放入锅中，加适量清水，煎熬成膏，每次取适量，加入适量蜂蜜，直接食用。

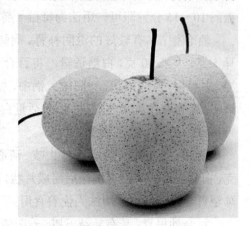

雪梨虽有好较的润肺化痰止咳效果，但其性偏寒，一次不要吃得太多，脾胃虚寒的人不要吃生梨，可把梨切成块煮水食用。另外，吃梨时喝热水及食油腻食物会导致腹泻，这些都是应当注意的。

4. 选用食疗方

肺肾阴虚引起的咳嗽除选用上面介绍的中药单方、药茶及适当食用百合和雪梨进行调养外，也可选用川贝沙参粥、沙参心肺汤、黄精玉竹猪肺汤等食疗方进行调理，对减轻及缓解咳嗽有一定帮助。

（1）川贝沙参粥

具有清热润肺、止咳化痰之功效。用料为川贝10克，沙参15克，大米100克，冰糖适量。将川贝研成细粉，沙参与淘洗干净的大米一同放入锅中，加入清水适量煮粥，待粥将成时加入川贝粉、冰糖，再稍煮至粥成即可。用法为每日1剂，分早晚2次温热服食。

（2）沙参心肺汤

具有养阴生津、润肺止咳之功效。用料为沙参、玉竹各15克，猪心、猪肺各1具，葱段、生姜丝、食盐适量。将猪肺、猪心分别洗净切成块状，与沙参、玉竹一同放入锅中，加入清水适量和葱段、生姜丝，大火煮沸后，改用小火慢煮，至猪心、猪肺熟烂，再用食盐调味即成。用法为每日1次，食猪心、猪肺并饮汤。

（3）黄精玉竹猪肺汤

具有补肾润肺、益气滋阴、除烦止渴之功效。用料为黄精 25 克，玉竹 30 克，猪肺 300 克，酱油、精盐、十三香各适量。将猪肺洗净切成块状，与黄精、玉竹一同放入锅中，加入清水适量，大火煮沸后，改用小火再煮 1 小时左右，放入酱油、精盐、十三香调味即成。用法为每日 1 次，食猪肺并饮汤。

- - 【小贴士】- -

饮食调养肺肾阴虚引起的咳嗽具有较好的效果，百合和雪梨都有很好的滋阴润肺、化痰止咳作用，川贝沙参粥、沙参心肺汤、黄精玉竹猪肺汤也都是调养肺肾阴虚咳嗽的食疗良方，当出现肺肾阴虚咳嗽的情况时，可选择食用。

5. 练习慢性支气管炎防治操

慢性支气管炎防治操选自黎敬波、马力编著，湖南科学技术出版社出版的《运动疗法》一书。此操可增加肺通气量，减少炎症，改善气道通气，对咳嗽、咳痰、气短、气急等有缓解作用，并可增进食欲和改善睡眠，是慢性支气管炎患者自我调养康复的有效方法，对减轻及缓解肺肾阴虚引起的咳嗽无疑也是有益的。肺肾阴虚咳嗽者可根据自己的具体情况坚持练习慢性支气管炎防治操。

（1）立正，两脚分开与肩同宽，两臂下垂。双手伸直，掌心向内。两手举至胸前，两手掌互相搓洗。用左手掌搓右手背，右手掌搓左手背。双手放在两耳前，用拇指、食指轻轻地上下搓两耳。双手掌放在面颊部像洗脸一样搓洗面颊部，反复搓 2～4 分钟。

（2）身体直立，两脚分开与肩同宽，两臂自然下垂，双手半握拳，拳心向内。两臂向前平伸与肩同宽，半握拳，拳心向下。两臂屈肘，同时用力向后振1 次，然后弹回，向后再振 1 次，两臂向前平伸，拳心向下。每组动作做 4 次。

（3）两脚分开与肩同宽，两臂向前平伸与肩同宽，半握拳，拳心向下。拳心翻转相对，两臂左右展开用力向后振，然后直臂弹回，再向后振 1 次。两臂向前平伸与肩同宽，半握拳，拳心向下。每组动作做 4 次。

（4）两脚分开与肩同宽。抬头挺胸，双臂向斜上方举，同时用鼻深吸气。双臂自斜上方自然还原，同时上身微向前屈缓慢将气呼出。每组动作做 4 次。

（5）两脚分开与肩同宽。抬头挺胸，双臂向斜上方举，同时用鼻深吸气。双臂随上身前屈，逐渐将手伸向脚尖，同时将气呼出。呼气时，双臂随上身前屈，借助腹腔压力，将气尽量呼出。每组动作做 4 次。

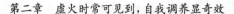

(6) 两脚分开与肩同宽。上身向左转,同时两臂随上身转动而屈肘摆动,右手摆向胸前用手掌拍胸,同时左手摆向身后用手背捶背。上身向右转,左手摆向胸前,用手掌拍胸,同时右手摆向身后用手背捶背。每组动作做4次。

四、阴虚阳亢头眩晕,调理重在养肝肾

主要表现:肝肾阴虚、肝阳上亢引起的头目眩晕,主要表现为头晕目眩,头痛且胀,每因劳累或恼怒而头晕、头痛加重,同时伴有心烦易怒,五心烦热,面红口干,失眠多梦,心悸健忘,腰酸腿软等。

选方用药:滋阴潜阳定眩汤(生白芍、生牡蛎、酸枣仁各18克,生龟甲、枸杞子、菊花各15克,熟地、生地、丹皮、泽泻、阿胶、天麻、建曲各12克,甘草6克)。每日1剂,水煎取汁,分早晚2次温服。

调养妙招:选用中成药杞菊地黄丸、天麻钩藤冲剂,选择药枕,足浴疗法,按摩涌泉、太溪、行间、太冲穴,服用食疗方等。

头目眩晕是常见的身体不适之一,引起头目眩晕的原因众多,其治疗和调养方法也各不相同。在头目眩晕者当中,有一些主要表现为头晕目眩,头痛且胀,每因劳累或恼怒而头晕、头痛加重,同时伴有心烦易怒、五心烦热、面红口干、失眠多梦、心悸健忘、腰酸腿软等,检查血压、血脂、颈椎及头颅CT等,都没有明显异常,其实这种情况从中医角度来讲是机体脏腑功能失调引起的,是阴虚阳亢,进一步说是肝肾阴虚、肝阳上亢的缘故。

我朋友的同学老任,55岁,一直做粮食生意,近2个月来不仅头晕头痛,面部总是红红的,动不动就发脾气,还有精神不振、心悸健忘、腰酸腿软的感觉,睡眠也差了,看过内科,也看过五官科,检测过血压、血糖、血脂,以及头颅、颈椎磁共振等,都没有发现明显异常,服过晕痛定、谷维素、盐酸氟桂利嗪等,效果都不太好,后来经朋友介绍找到我。我让他调整好心情,注意休息,同时给他处方滋阴潜阳定眩汤,每日1剂,水煎服。如此坚持服用3周后,头晕头痛及面部总是红红的情况逐渐消失了,睡眠改善了,腰腿也轻松了。

由于肝肾阴虚、肝阳上亢引起的头目眩晕,在中老年人中间相当多见。

《临证指南医案》中说："精血衰耗，水不涵木……肝阳偏亢，内风时起。"随着年龄的增长，人到中老年，精血暗自耗伤，由于肝藏血，肾藏精，精血互生，所以肝肾阴液均有不同程度的亏损。肝肾阴液本来就有亏损，加之操心劳累、生气恼怒、经常熬夜等，进一步损伤阴液，阴液更显不足，阳热相应地就偏于亢盛了，阴亏于下，肝阳偏亢，上扰清窍，不可避免地出现头晕目眩、头胀头痛等症状，且每因劳累或恼怒而加重。至于心烦易怒，五心烦热，面红口干，失眠多梦，心悸健忘，腰酸腿软等，也都是肝肾阴虚，阴虚生内热，肝阳上亢的表现。

治疗调养肝肾阴虚、肝阳上亢引起的头目眩晕，应当从滋养肝肾、滋阴潜阳入手，肝肾阴液足了，阳热自然就消退了，阳热降了，头晕头痛也就消失了。上面介绍的老任，人过中年，肝肾阴液本来就显不足，加之儿子要在北京购买房子，粮食生意又不太好，思想和经济压力都很大，思虑劳倦，进一步损伤阴液，所以他的头晕头痛是肝肾阴虚、肝阳上亢引起的，也就是我们平常所说的身体有热、有火，火热上窜了。我以滋养肝肾、滋阴潜阳为治疗原则，给予滋阴潜阳定眩汤，治法得当，用药合理，再加上老任注意配合自我调养，头晕头痛的毛病很快就好了。

用中药汤剂调治肝肾阴虚、肝阳上亢引起的头目眩晕，我一般用滋阴潜阳定眩汤，效果不错。滋阴潜阳定眩汤的药物组成为生白芍、生牡蛎、酸枣仁各 18 克，生龟甲、枸杞子、菊花各 15 克，熟地、生地、丹皮、泽泻、阿胶（烊化）、天麻、建曲各 12 克，甘草 6 克。用法为每日 1 剂，水煎取汁，分早晚 2 次温服。

对肝肾阴虚、肝阳上亢引起的头目眩晕者来说，除服用中药汤剂外，还可选用中成药杞菊地黄丸、天麻钩藤冲剂。选择药枕，应用足浴疗法，按摩涌泉、太溪、行间、太冲穴，以及服用二菜汤、芝麻藕条等食疗方，也都是行之有效的自我调养方法。

需要特别注意的是，引起头目眩晕、头胀头痛的原因是多种多样的，并不是单纯肝肾阴虚、肝阳上亢那么简单。

我的邻居刘某近段时间总是头晕头痛，经检测血压在 150～170/90～100 毫米汞柱之间波动，诊断为高血压。我还曾遇一患者，头晕已经持续很长时间，总以为是操心过多、睡眠不好造成的，后来在家人的一再劝说下才到医院就诊，经检查确诊为脑部肿瘤。

【小贴士】

引起眩晕的原因复杂多样，从中医角度来说有阴虚阳亢、痰浊上蒙等多种情况，同时眩晕还可以是其他病证的先兆（如脑梗死）。当出现眩晕时切不可盲目下肝肾阴虚、肝阳上亢的结论，应找医生咨询诊治。

调养妙招

1. 选用中成药杞菊地黄丸、天麻钩藤冲剂

对于不愿意服用中药汤剂的肝肾阴虚、肝阳上亢引起的头目眩晕者来说，服用中成药杞菊地黄丸、天麻钩藤冲剂也是不错的选择。

（1）杞菊地黄丸

药物组成：枸杞子、菊花、熟地、山茱萸、丹皮、山药、茯苓、泽泻。

功能主治：滋肾养肝，清利头目。用于肝肾阴亏引起的眩晕、耳鸣，目涩畏光，视物昏花等。

用法用量：每次8丸，每日3次，温开水送服。

注意事项：脾胃虚寒，大便稀溏者慎用。

（2）天麻钩藤冲剂

药物组成：天麻、钩藤、石决明、山栀子、黄芩、牛膝、杜仲、益母草、桑寄生、夜交藤、茯苓。

功能主治：平肝息风，清热安神。用于肝肾阴亏、风阳偏亢之高血压，可见头晕头痛、目眩耳鸣、口苦心烦、失眠健忘等症状。

用法用量：每次1袋（每袋10克），每日2次，开水冲服。

注意事项：痰浊内蕴型、瘀血阻络型、气血不足型及阴阳两虚型患者不宜用，忌恼怒，节房事，饮食宜清淡。

2. 选择药枕

人每天大约有三分之一的时间是在睡眠中度过的，枕头是睡眠不可缺少的用具，因此枕头的作用不容忽视。枕头使用得当，不仅可以消除疲劳，使人得到充分的休息，还能起到养生保健的作用。

药枕疗法就是指将具有芳香开窍、活血通脉、镇静安神、益智醒脑、调养脏腑、调整阴阳等作用的中药，经过加工处理或炮制以后，装入枕芯之中，或直接做成薄型的药袋置于普通的枕头上，在睡眠时枕用，以达到防治疾病、延年益寿目的的一种独特防病治病方法。

随着近年来养生保健知识的普及，药枕的保健功能逐渐被人们所接受，

药枕养生保健以其简易、方便的优势深受人们的欢迎，商店里所卖的枕头中，有相当一部分是药枕。

药枕疗法能够调养肝肾阴虚、肝阳上亢引起的头目眩晕，若由于肝肾阴虚、肝阳上亢而出现头晕头痛，不妨尝试按照下面介绍的方法制作一个药枕，枕用一段时间。

（1）菊花决明枕

用料为白菊花、草决明子各等份。将白菊花、草决明子分别晒干，混匀后用纱布包裹缝好，装入枕芯，制成药枕。此药枕具有平肝泻火之功效。

（2）绿豆芝麻枕

用料为绿豆 1 200 克，芝麻 1 800 克。将绿豆、芝麻分别晒干，混匀后用纱布包裹缝好，装入枕芯，制成药枕。此药枕具有滋养肝肾、清凉降火之功效。

（3）黑豆绿豆枕

用料为黑豆、绿豆各等份。将黑豆、绿豆分别晒干，充分混合后，用纱布包裹缝好，装入枕芯，制成黑豆绿豆枕。此药枕具有补肾益精、清热除烦、养心安神之功效。

（4）天麻定眩枕

用料为天麻 50 克，菊花 500 克。将天麻晒干、研为粗末，菊花晒干、搓为粗末，把二者混匀，制成薄型枕芯，与普通枕配合使用。此药枕具有清热平肝、息风定眩之功效。

（5）醒脑益神枕

用料为菊花、草决明、绿豆叶、龙胆草、地骨皮、桑叶、荷叶各 150 克。将菊花、草决明、绿豆叶、龙胆草、地骨皮、桑叶、荷叶分别晒干或烘干，研为粗末，混匀后用纱布包裹缝好，装入枕芯，制成药枕。此药枕具有清肝泻火、养阴安神之功效。

3. 足浴疗法

人们常说："睡前洗脚，强似服药。"《琐碎录》中也说："脚是人之底，一夜一次洗。"每晚用热水洗泡双脚，是良好的个人卫生习惯，不仅可以清洁双脚，消除疲劳，还能预防调养多种疾病，足浴疗法就是从生活习俗发展而来的一种特殊治病保健方法。足浴疗法又称"洗脚疗法"，是用中药煎取药液浸泡双脚以达到防病治病目的的一种自我保健手段，也是常用的中医外治方法之一。近年来，足浴的保健治病价值越来越被人们所重视，足浴疗法已走入千家万户，在城镇中，随处可见的足浴保健养生场所，充分说明了足浴的保健价值。

中医学有"上病下取，百病治足"之说。足部与人体经络系统有着密切的关系，在人体十二正经和奇经八脉中，足部是足三阴经及阴维脉、阴跷脉之源，足三阳经及阳维脉、阳跷脉之终止，足部通过经络与人体的脏腑紧密相连，各脏腑器官在足部都有一定的分布区域和各自的反射区，双足是人体的一个全息缩影，足部还有丰富的血管神经组织、躯体感受器和内脏感受器。对肝肾阴虚、肝阳上亢引起的头目眩晕者来说，足浴疗法也是行之有效的自我调养手段。

肝肾阴虚、肝阳上亢引起的头目眩晕者选择相应的中药制成洗浴液进行足浴，通过穴位的刺激作用、药液的温热作用及药物的药理作用等，可达到滋养肝肾，清降肝火，缓解头晕目眩、头胀头痛等症状的目的。下面介绍几个具有滋养肝肾、清降肝火作用的药浴处方，供肝肾阴虚、肝阳上亢引起的头目眩晕者选用。

处方一：桑叶30克，菊花40克，钩藤20克，夏枯草36克。将上药加水浸泡30分钟，水煎取汁，趁热洗浴双脚。通常每次洗浴20～30分钟，每日洗浴1～2次。

处方二：茺蔚子15克，刺蒺藜30克，夏枯草18克，吴茱萸10克。将上药加水浸泡30分钟，水煎取汁，趁热洗浴双脚。通常每次洗浴20～30分钟，每日早、晚各洗浴1次。

处方三：野菊花50克，吴茱萸15克，米醋50毫升。将野菊花、吴茱萸加水浸泡30分钟，水煎取汁，再入米醋搅匀，趁热洗浴双脚。通常每次洗浴20～30分钟，每晚睡前洗浴1次。

处方四：茺蔚子50克，桑树皮、桑叶各30克。将上药加水浸泡后，水煎取汁约1 500毫升，稍凉后倒入脚盆中，趁热洗浴双脚，并配合按揉涌泉穴。通常每次洗浴20～30分钟，每晚睡前洗浴1次。

处方五：生地20克，桑寄生30克，青葙子15克，冰片少许。将生地、桑寄生、青葙子加水浸泡30分钟，水煎取汁，再加入冰片搅匀，趁热洗浴双脚。通常每次洗浴20～30分钟，每日洗浴1～2次。

处方六：代赭石30克，刺蒺藜20克，天麻15克，米醋100毫升。将代赭石、刺蒺藜、天麻加水浸泡30分钟，水煎取汁，再加入米醋搅匀，趁热洗浴双脚。通常每次洗浴20～30分钟，每日洗浴1～2次。

【小贴士】

　　足浴时要掌握好药液的用量和温度，足浴所用的药液不宜过少，以能浸泡到双足踝部为宜，药液的温度应适当，不宜过热或过凉，可根据自己的承受能力进行调整，以能耐受为度，药液温度下降时应适当加热。

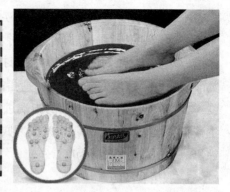

　　4. 按摩涌泉、太溪、行间、太冲穴

　　前文已经介绍过太溪穴的位置和作用，也已详细介绍过行间、太冲穴，这里要说的是，坚持按摩涌泉、太溪、行间、太冲穴，是调养肝肾阴虚、肝阳上亢引起的头目眩晕的有效方法。

　　涌泉穴位于足底，在足掌的前三分之一处，屈趾时凹陷处便是。涌泉穴为养肾长寿的要穴，经常按摩涌泉穴能活跃肾之经气，引导肾脏虚火及上身浊气下降，具有补肾、养肝、明目、颐养五脏六腑的作用，对预防调养头痛、眩晕、耳鸣、失眠、健忘、哮喘、水肿、腰腿酸软无力、视力减退、性功能低下等均有一定作用。

　　太溪穴位于足内侧，内踝后方，内踝尖与跟腱之间的凹陷处，也是补肾的要穴，有平衡协调阴阳之功，经常按摩太溪穴具有滋肾阴、补肾气、壮肾阳、理胞宫的功能，既能滋阴降火，又能培元补肾，既可调治肾阳虚引起的畏寒肢冷、神疲嗜睡、头昏目眩，又能调治肾阴虚引起的五心烦热、头晕耳鸣、失眠健忘、腰膝酸软、口干舌燥等。

　　行间穴位于足背第1、2趾间的缝纹端，是足厥阴肝经的荥穴，也是清肝泻火、调治肝火旺盛的要穴，经常按摩行间穴对肝火旺盛导致的头胀头痛、急躁易怒、心烦失眠等有较好的疗效。

　　太冲穴位于足背，在第1、2趾之间的缝隙向上1.5厘米的凹陷处，是肝经上的重要穴位，不但能疏肝解郁、活血化瘀、行气止痛，还能平肝清热、清利头目。人在生气后按揉太冲穴，可以调理肝的疏泄功能，从而帮助疏泄、消气，缓解因为生气引起的诸多不适。当肝火旺盛、头晕头痛时，按揉太冲穴会让您神清气爽；当心烦意乱、失眠多梦时，按揉太冲穴会让您志定神闲、安然入眠；当怒气冲天时，按揉太冲穴会让您心平气和。

　　调养肝肾阴虚、肝阳上亢引起的头目眩晕，宜采取按摩涌泉、太溪、行间、太冲穴相结合的方法。通过按摩，能滋养肝肾、清降肝火，改善或消除头晕目眩、头痛且胀，以及心烦易怒、五心烦热等诸多不适。通常的做法是每日按摩 2 次，分早晚进行。按摩涌泉穴时，用手掌来回搓摩涌泉穴及足底部，要满面搓，以感觉发热为度，搓毕再用拇指指腹点按涌泉穴，不少于 100 下，以感觉酸痛为度。按摩太溪穴时，用拇指的指端按揉，力量要柔和，以感觉酸胀为度。按摩行间穴时，用拇指的指端进行掐按，每次掐按 3～5 分钟，以局部产生酸胀甚至胀痛感为宜。按摩太冲穴时，用拇指指腹按揉，每次按揉 3～5 分钟，以局部产生酸胀感为度。

5. 服用食疗方

借助饮食调养肝肾阴虚、肝阳上亢引起的头目眩晕，可适当多吃具有滋补肝肾、滋阴清热、清降肝火作用的食物，如百合、枸杞子、黄瓜、小白菜、黑豆、甲鱼、青菜等，同时也可选用二菜汤、芝麻藕条等食疗方调养。

（1）二菜汤

用料为荠菜 50 克，淡菜 20 克。将淡菜洗净泡发，荠菜洗净切碎，把淡菜加水煮 30 分钟，再放入荠菜，煮沸即可。用法为每日服食 1 次。

（2）芝麻藕条

用料为鲜藕 1 250 克，生芝麻 500 克，冰糖 450 克。将鲜藕洗净、去皮，切成条状，生芝麻压碎后放入藕条，拌入冰糖，上锅蒸熟即成。用法为将上述藕条分成 5 份，凉后食用，每日 1 份。

（3）天麻钩藤红枣粥

用料为天麻 12 克，钩藤 15 克，红枣 6 枚，大米 100 克，白糖适量。将天麻、钩藤一同放入砂锅中，加入清水适量，水煎去渣取汁，之后将药汁与淘洗干净的大米、红枣共同煮粥，待粥将成时加入白糖调匀，再稍煮即可。用法为每日 2 次，分早、晚温热服食。

（4）首乌黑豆炖甲鱼

用料为何首乌 30 克，黑豆 60 克，枸杞子 18 克，甲鱼 1 只，大枣 6 枚，生姜片、精盐、十三香各适量。将甲鱼宰杀，去内脏，洗净切块，略炒备用。把甲鱼块、黑豆、何首乌、枸杞子、大枣、生姜片、精盐、十三香一同放入汤盆中，加入清水适量，隔水炖至甲鱼熟烂即成。用法为吃肉并饮汤。

五、咽喉干痛真不少，滋阴润肺效果好

主要表现：阴虚肺燥引起的咽喉干痛不适，主要表现为咽喉部微微作痛，

干燥不适，唇干鼻燥，可伴有心烦口渴、大便秘结等。

选方用药：滋阴润肺益咽汤（菊花、百合、北沙参、玄参、白芍、川牛膝、石斛、芦根、桔梗各12克，川贝母、杏仁、丹皮各9克，甘草6克）。每日1剂，水煎取汁，分早晚2次温服。

调养妙招：选用中成药铁笛丸、保喉丸、咽炎片等，适当食用黄瓜，耳穴贴压，饮用药茶，选取食疗方等。

　　张某，36岁，是某单位的业务员，平时应酬较多，经常饮酒。前段时间总感到咽喉部干痛不舒服，同时还感到上腹部胀满、口干口苦、心烦急躁，大便更是干结难解，找到我寻求调理方法。我让他戒除饮酒，尽量少吃辛辣、油腻食物，同时给他处方清胃黄连丸，每次9克，每日2次，用温开水送服。连续服药1周后，大便顺畅了，咽喉部干痛不舒服、心烦急躁、上腹部胀满、口干口苦等诸多不适也全部消失了。张某的同事智某，56岁，是企业策划，操心熬夜较多，这些天来总感觉咽喉部微微作痛，干燥不适，唇干鼻燥，听张某说服用清胃黄连丸调理咽喉疼痛效果不错，也买了1盒服用，可是服用了3天，不仅咽喉部干痛没有明显改善，还出现了腹痛腹泻，找到我咨询其中的原由。

　　张某和智某虽然都以咽喉疼痛不适为突出表现，但其发生的原因是完全不同的。张某经常饮酒，加之吃辛辣、油腻食物过多，致使积热内生，肺胃有热，是火热上攻咽喉造成的，是实火，服用清泻实热的清胃黄连丸当然有效；而智某的情况则是由于时逢秋季，天干肺燥，加之思虑劳倦，操心熬夜，耗伤阴液，滋生虚火，致使阴虚肺燥，咽喉失去正常的滋润造成的，所以服用清胃黄连丸不但没效，反而出现了腹痛腹泻。我给智某处方滋阴润肺益咽汤，每日1剂，水煎取汁，分早晚2次温服。就这样守方加减调理半个月余，智某咽喉部干痛不适、唇干鼻燥的情况就完全消失了。

【小贴士】

　　说起咽喉部干痛不适，人们首先想到的多是体内有热了、上火了，应服清胃黄连丸、龙胆泻肝丸之类的清热泻火药，其实引起咽喉部干痛不适的原因是多种多样的，对经常操心熬夜，尤其是秋天出现咽喉部干痛不适者来说，多数是阴虚肺燥、咽喉失去正常滋润造成的。

　　经常饮酒、吃辛辣油腻食物过多出现的咽喉部干痛不舒服，一般是内有实热，火热上攻引起的，也就是通常所说的上火了，但对经常操心熬夜，尤其是发生在秋天的慢性咽喉部干痛不适、唇干鼻燥者，一般是由于阴液不足，虚火内生，阴虚肺燥，咽喉失去正常滋润造成的，是阴虚肺燥的缘故。像智某咽喉部微微作痛，干燥不适，唇干鼻燥这种情况，在日常生活中，尤其是秋季，并不少见，是阴虚肺燥引起的。

中医认为人是一个有机的整体，人体的正常生命活动是阴阳两个方面保持着对立统一协调关系的结果，阴阳平衡是机体保持正常生理状态的根本保证，如果机体阴阳平衡失调，脏腑功能紊乱，就会出现各种不适，罹患疾病。思虑劳倦，操心熬夜，耗伤阴液，容易致使阴津不足，滋生虚火，出现肺燥。秋与肺相应，燥为秋令之主气，过之就成为"燥邪"，金秋时节，气候干燥，空气中缺乏水分，稍有不慎，也常致使燥邪伤及阴津，滋生虚火，出现阴虚肺燥。阴津不足，阴虚肺燥，咽喉、口鼻失去正常滋润，不可避免地会出现咽喉部微微作痛，干燥不适，唇干鼻燥。心烦口渴是由于阴虚生内热的缘故，至于大便秘结，则是因为肺与大肠相表里，肺之阴液亏虚，虚热内生，移热于大肠，肠道失去正常濡润造成的。

阴虚肺燥引起的咽喉干痛不适，在日常生活中比较多见，要判断是不是阴虚肺燥引起的咽喉干痛不适，其实并不困难。对经常操心熬夜的人，尤其是在秋季，只要以咽喉部微微作痛、干燥不适、唇干鼻燥为突出表现，同时伴有心烦口渴、大便秘结等，就可以确定为阴虚肺燥引起的咽喉干痛不适。咽喉干痛真不少，滋阴润肺效果好。调治阴虚肺燥引起的咽喉干痛不适，应以清热养阴、生津润燥、润肺利咽为原则，阴津充足了，虚火降了，肺燥得到滋润了，咽喉、口鼻得到正常的濡养了，咽喉部微微作痛、干燥不适、唇干鼻燥等诸多不适自然而然也就消除了。

调治阴虚肺燥引起的咽喉干痛不适，我一般用经验方滋阴润肺益咽汤，效果不错。滋阴润肺益咽汤的药物组成为菊花、百合、北沙参、玄参、白芍、川牛膝、石斛、芦根、桔梗各12克，川贝母、杏仁、丹皮各9克，甘草6克。用法为每日1剂，水煎取汁，分早晚2次温服。对阴虚肺燥引起的咽喉干痛不适者来说，除服用滋阴润肺益咽汤外，也可选用具有滋阴降火、润肺利咽作用的铁笛丸、保喉丸、咽炎片等中成药进行调治。保持规律化的生活起居，注意多饮水，适当多吃黄瓜、莲藕、雪梨、百合、荸荠、蜂蜜等具有清热养阴、润肺利咽作用的食物，尽量不吃诸如生姜、大葱、辣椒等辛辣刺激、温热香燥的食物，应用耳穴贴压，饮用药茶，选取食疗方等，也都是行之有效的自我调养方法。

在中老年咽喉干痛不适者中，有一些人不仅有阴虚肺燥之咽喉部微微作痛，干燥不适，唇干鼻燥的症状，还常伴有精神不振、腰膝酸软、午后潮热、失眠健忘等肾阴亏虚的表现，这种情况是肺肾阴虚、虚火上炎的缘故，其治疗当在清热养阴、生津润燥、润肺利咽的同时，加入滋补肾阴的药物，以使一身阴液之根得到滋养，阴液充足了，阴阳平衡了，虚火自然就降了，咽喉干痛等诸多不适也就消失了。金能生水，肾为水脏，是一身阴液之根，对机体各个脏腑组织器官起着滋养、濡润作用，对阴虚肺燥引起的咽喉干痛不适，在滋阴润肺益咽汤的基础上适当加入生地、泽泻、枸杞子以滋补肾阴，做到肺肾同调，金水相生，也是很有必要的，有助于提高疗效。

需要说明的是，不论是这里所说的阴虚肺燥引起的咽喉干痛不适，还是前面所讲的肺阴亏虚引发的皮肤干燥、肺肾阴虚引起的咳嗽，以及后面要介绍的阴虚火旺引起的盗汗，其发生都与肺之阴液亏虚，虚火内生有关，自觉症状也有一些共同之处，所以都是从滋阴清热润肺入手进行治疗调养的，并且用药也有很多相似之处，只不过侧重点各有不同罢了。

调养妙招

1. 选用中成药铁笛丸、保喉丸、咽炎片等

用中成药调治阴虚肺燥引起的咽喉干痛不适，可选用具有滋阴降火、润肺利咽作用的铁笛丸、保喉丸、咽炎片等。

（1）铁笛丸

药物组成：麦冬、玄参、瓜蒌皮、诃子肉、青果、凤凰衣、桔梗、浙贝母、茯苓。

功能主治：润肺利咽，生津止渴。用于肺热津伤引起的咽干口燥，声音嘶哑，咽喉疼痛。

用法用量：每次2丸（每丸3克），每日2次，含服。

注意事项：忌食辛辣、煎炸、鱼虾等食物，凡声音嘶哑、咽痛初起，兼见恶寒发热，鼻流清涕等外感风寒证者忌用，发热重、咽喉痛甚者不宜使用。

（2）保喉丸

药物组成：连翘、木蝴蝶、乌梅、诃子、桔梗、天花粉、甘草、薄荷油、蟾蜍、麦冬、党参、玄参、僵蚕、黄芪、百部、冰片。

功能主治：滋阴降火，润燥生津。用于阴虚喉痹，咽干疼痛，声音嘶哑，乳蛾等。

用法用量：每隔1小时含服2～3片。

注意事项：忌食辛辣食物。

（3）咽炎片

药物组成：玄参、百部、天冬、丹皮、麦冬、款冬花、木蝴蝶、生地、板蓝根、青果、蝉蜕、薄荷油。

功能主治：养阴润肺，清热解毒，清利咽喉，镇咳止痒。用于慢性咽炎引起的咽干，咽痒，刺激性咳嗽等。

用法用量：每次5片（每片0.25克），每日3次，温开水送服。

注意事项：忌食辛辣、鱼腥食物，孕妇慎用，服药7天症状无改善或出现其他症状，应去医院就诊。

（4）余甘子喉片

药物组成：余甘子、冰片、薄荷脑。

功能主治：清热润燥，利咽止痛。用于燥热伤津引起的咽喉干燥疼痛。

用法用量：每隔2小时含服1～2片，每日6～8片。

注意事项：忌食辛辣、鱼腥食物，孕妇慎用，不宜在服药期间同时服用温补性中成药，服药3天症状无改善或出现其他症状，应去医院就诊。

（5）玄麦甘桔颗粒

药物组成：玄参、麦冬、甘草、桔梗。

功能主治：清热滋阴，祛痰利咽。用于阴虚火旺，虚火上浮，口鼻干燥，咽喉肿痛。

用法用量：每次1袋（每袋10克），每日3～4次，开水冲服。

注意事项：脾虚便溏及湿热内盛者慎服。

2. 适当食用黄瓜

对阴虚肺燥引起的咽喉干痛不适者来说，通过饮食调养，适当食用黄瓜也有一定的缓解咽喉干痛不适，减轻唇干鼻燥、心烦口渴、大便秘结等作用。

黄瓜又称菜瓜、胡瓜、青瓜，是葫芦科草本植物黄瓜的果实，中医认为其味甘，性凉，具有清热解毒、润肺生津、下气利水、和胃通便、减肥美容之功效，是人们常吃的蔬菜之一。

现代研究表明，黄瓜含有蛋白质、脂肪、钙、磷、铁、B族维生素、丙醇二酸、维生素C、维生素E、烟酸等成分，营养价值颇高。黄瓜含有的纤维素对于促进胃肠道蠕动和降低胆固醇、降低血压有一定的作用；维生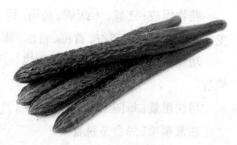

素 E 有抗衰老的作用；丙醇二酸能抑制糖转化为脂肪；维生素 C、烟酸等物质参与体内糖代谢及氧化还原过程，促使细胞间质的生成，能降低毛细血管的脆性。另外，黄瓜还能抑制胆固醇的合成，具有降血脂、抗血栓形成的功效。黄瓜不仅是人们常吃的优质蔬菜，也是高血压、冠心病、肥胖症、失眠、便秘、咽喉肿痛、痔疮、肛裂等患者的食疗佳品。

肺与大肠相表里，黄瓜具有和胃通便作用，能保持大便通畅，使肺之热邪下行，这对消除阴虚肺燥、热邪内生引起的咽喉干痛不适十分有益。黄瓜有较好的清热解毒、润肺生津功效，能有效改善或消除咽部干痛等症状，阴虚肺燥引起的咽喉干痛不适者宜适当多吃黄瓜。

黄瓜营养丰富，色鲜味美，食用方法很多，炒食和凉拌均可，荤素皆宜。

3. 耳穴贴压

中医认为耳为宗脉之所聚，十二经脉皆上通于耳，全身各脏腑也都与耳有紧密的联系，当人体内脏或躯体发生病变时，在耳的相应部位常出现"阳性反应点"，这些反应点又叫刺激点、压痛点、敏感点等，针灸学称之为"耳穴"。耳穴不仅可以作为诊断疾病的方法，而且还可以通过对耳穴的刺激达到调治疾病的目的。

通过刺激耳穴调治疾病的方法称为耳穴疗法。耳穴疗法的种类较多，有耳穴按摩、耳穴针刺、耳穴贴压、耳穴温灸等，其中尤以耳穴针刺（简称耳针）和耳穴贴压（简称耳压）应用较为普遍，自我调养身体不适，一般采用耳穴贴压法。阴虚肺燥引起的咽喉干痛不适者若用耳穴贴压的方法进行自我调养，可选用下列方法。

方法一：按照常用耳穴示意图，取咽喉、肺、扁桃体、肾上腺，耳部常规消毒后，用 0.5 厘米 ×0.5 厘米大小的胶布，将王不留行籽分别贴压于上述耳穴上。通常双侧耳穴交替贴压，3 日换贴 1 次，贴压期间每日自行揉捏穴位 5～6 次，每次按揉 1～2 分钟，以使耳穴局部有酸胀感为度，连续治疗 10 日为一个疗程。

方法二：按照常用耳穴示意图，取咽喉、肺、神门、肾、肝、内分泌，耳部常规消毒后，用 0.5 厘米 ×0.5 厘米大小的胶布，将王不留行籽分别贴压于上述耳穴上。通常双侧耳穴交替贴压，3 日换贴 1 次，贴压期间每日自行揉捏穴位 5～6 次，每次按揉 1～2 分钟，以使耳穴局部有酸胀感为度，连续治疗 2 周为一个疗程。

方法三：按照常用耳穴示意图，取咽喉、肺、神门、皮质下、内分泌，耳部常规消毒后，用 0.5 厘米 ×0.5 厘米大小的胶布，将王不留行籽分别贴压于上述耳穴上。通常双侧耳穴交替贴压，3 日换贴 1 次，贴压期间每日自行揉捏穴位 5～6 次，每次按揉 1～2 分钟，以使耳穴局部有酸胀感为度，连续治疗 7～10 日为一个疗程。

方法四：按照常用耳穴示意图，取咽喉、肺、胃、肾、胆、小肠、大肠、三焦，耳部常规消毒后，用 0.5 厘米 ×0.5 厘米大小的胶布，将王不留行籽分别贴压于上述耳穴上。通常双侧耳穴交替贴压，3 日换贴 1 次，贴压期间每日自行揉捏穴位 3～5 次，每次按揉 1～2 分钟，以使耳穴局部有酸胀感为度，连续治疗 2 周为一个疗程。

方法五：按照常用耳穴示意图，取咽喉、扁桃体、皮质下、肺、肾、肾上腺，耳部常规消毒后，用 0.5 厘米 ×0.5 厘米大小的胶布，将王不留行籽分别贴压于上述耳穴上。通常双侧耳穴交替贴压，3 日换贴 1 次，贴压期间每日自行揉捏穴位 5～6 次，每次按揉 1～2 分钟，以使耳穴局部有酸胀感为度，连续治疗 2 周为一个疗程。

【小贴士】

　　耳穴贴压调治疾病，方法简单易行，深受人们的欢迎，正确确定耳穴的位置是取得良好疗效的前提和基础，耳穴的定位应参照常用耳穴示意图。寻找耳穴时，可用探针、火柴头、针柄按压，在选用的穴区内寻找反应点，其有压痛的部位即是所要寻找的耳穴。

4. 饮用药茶

大家都知道，饮茶能止渴利咽，清利咽喉，减轻咽部干痛不适，药茶更是具有很好的保健效果。当因阴虚肺燥引起咽喉干痛不适时，可选用下列药茶进行调养。

（1）橄榄茶

用料为橄榄 2 个，绿茶 3 克。将橄榄洗净，切成两半，与绿茶一同放入茶杯中，加沸水冲泡，加盖闷 15 分钟即可。用法为每日 1 剂，代茶饮用。

（2）天花粉茶

用料为天花粉、麦冬、芦根、白茅根各 30 克，生姜 6 克。将天花粉、麦冬、芦根、白茅根、生姜一同放入砂锅中，加入清水适量，水煎去渣取汁。用法为每日 1 剂，代茶饮用。

（3）青果芦根饮

用料为青果 10 个，鲜芦根 4 支。将青果洗净、去核，鲜芦根洗净、切

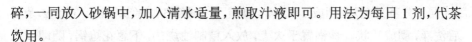

碎，一同放入砂锅中，加入清水适量，煎取汁液即可。用法为每日1剂，代茶饮用。

（4）瓜皮荷叶茶

用料为新鲜西瓜皮250克，鲜荷叶30克。将新鲜西瓜皮、鲜荷叶分别洗净，切碎，一同放入砂锅中，加入清水适量，水煎去渣取汁。用法为每日1剂，代茶饮用。

（5）清热养阴利咽茶

用料为胖大海3枚，金银花、玄参、百合、生甘草各3克。将胖大海、金银花、玄参、百合、生甘草分别洗净，一同放入茶杯中，加沸水冲泡，加盖闷15分钟即可。用法为每日1剂，代茶饮用。

5. 选取食疗方

合理饮食是预防和调养阴虚肺燥引起的咽喉干痛不适的重要方面，对阴虚肺燥引起的咽喉干痛不适者来说，饮食调养当以养阴生津、清热润肺、化痰利咽为原则，可适当多吃黄瓜、莲藕、雪梨、百合、荸荠、蜂蜜等，尽量不吃诸如生姜、大葱、辣椒等辛辣刺激、温热香燥的食物，同时也可选用下列食疗方进行调养。

（1）百合生地粥

用料为生地30克，百合、大米各50克。将生地洗净，水煎去渣取汁，把百合、大米淘洗干净，与药汁一同倒入锅中，再加清水适量，共煮成粥即可。用法为每日2次，分早、晚温热服食。

（2）乌龟百合汤

用料为乌龟肉250克，百合50克，大枣10枚。将乌龟肉洗净，切成小块，与洗净的百合、大枣一同放入砂锅中，加入清水适量，武火煮沸后，改用文火慢炖至乌龟肉熟烂即可。用法为每日1次，随量食肉喝汤。

（3）蘑菇炖豆腐

用料为嫩豆腐250克，鲜蘑菇60克，酱油、料酒、食盐、香油各适量。将豆腐洗净、切成小块，放入冷水锅中，加入少许料酒，待旺火煮至豆腐出小孔时，弃去煮豆腐水。将豆腐、洗净的鲜蘑菇、酱油、食盐及清汤一同放入瓦罐中，文火炖20分钟，淋上香油即成。用法为每日2次，分早晚食用。

（4）百合炒芹菜

用料为鲜百合200克，芹菜500克，食盐、白糖、黄酒、精制油、葱花各适量。将芹菜择去根和老叶，洗净，放入沸水锅中烫透捞出，沥净水，大棵根部

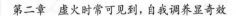

（连同部分茎）先竖刀切成 2～3 瓣，再横刀切成约 3 厘米长的段。百合去杂质后洗净，剥成片状。炒锅置于火上，放入精制油烧热，下葱花焅锅，随即倒入百合瓣、芹菜段继续煸炒透，烹入黄酒，加入白糖、食盐及少许清水翻炒，出锅装盘即成。用法为佐餐食用。

六、心火旺盛遗精发，清心降火功效大

主要表现：心火旺盛引起的遗精，主要表现为少寐多梦，梦则遗精，伴有心中烦热，头晕目眩，精神不振，倦怠乏力，口干口苦，小便短赤等。

选方用药：加减黄连清心饮（酸枣仁 15 克，生地、熟地、当归、茯神、党参、天冬、黄柏各 12 克，远志 10 克，莲子 9 克，黄连、砂仁、甘草各 6 克）。每日 1 剂，水煎取汁，分早晚 2 次服。

调养妙招：选用中药单方，耳穴贴压，自我按摩，适当多食黑枣及黑枣羊骨糯米粥，注意起居调摄等。

对男性朋友来说，提到遗精都比较熟悉，因为绝大多数有过遗精的经历，遗精是指在非性活动时精液自行泄出的一种症状。未婚健康青壮年男性，或婚后夫妇两地分居的男子，1 个月出现 1～2 次遗精，没有明显不适者，属生理现象，据统计，80%～90% 的成年男子有这种现象。遗精是常见的生理现象，只有梦遗过频，或清醒时精液自流，或在与异性接触时即出现遗精，并有精神萎靡，腰酸腿软，心悸失眠等症状者，才属病理现象，称为病理性遗精。本部分所讨论的遗精，是病理性遗精。遗精是男性朋友最常出现的身体不适之一，我经常接诊这样的就诊者。

宋某，26 岁，教师，平时喜欢吃辣椒，饮酒较多，素有心烦口苦，时常失眠。半年前开始谈恋爱，对女方十分满意，想方设法讨对方欢心，交往中数次想发生性关系，但对方总是不同意，始终没能如愿。宋某妄想不遂，心烦焦躁，逐渐出现失眠多梦，梦则遗精，每周梦遗 3～4 次，同时还伴有心烦急躁，头晕目眩，精神不振，倦怠乏力，口干口苦，小便短赤。刚开始宋某未予重视，但上述症状持续日久而无改善，便找到我寻求调理。宋某的这种情况是因为心火旺盛、心肾不交引起的，我给他处方加减黄连清心饮，每日 1 剂，水煎取汁，分早晚 2 次服。连服半个月，每周遗精次数减为 2～3 次，其他症状也有所减轻，守方加减又进 3 周，病告痊愈。半年后随访，未见复发。

中医认为肾主藏精，开窍于二阴，遗精的主要原因是肾虚失于摄藏，但引起肾失摄藏的发病机制较为复杂，除肾脏自虚、精关不固外，心火旺盛、心火内动也能影响肾的封藏而发病。心在五行属火，位居于上而属阳，肾在五行属水，位居于下而属阴，正常情况下，心火必须下降于肾，肾水必须上济于心，这样心肾之间的生理功能才能协调，此乃"心肾相交"，亦即"水火既济"。若情志失调，劳神太过，意淫于外，心阳独亢，滋生心火，心阴被灼，于是寐则神不守舍，淫梦泄精。心火久动，汲伤肾水，则水不济火，于是心之君火动越于上，肾之相火应于下，以致精室被扰，阴精失位，应梦而泄。由上可以看出，不仅心火旺盛、心火内动可以引发遗精，心火伤及肾水，致使"心肾不交"，"水火不济"，虚火内扰，精关不固，此乃心火旺盛引发遗精的主要病机。

像宋某这样因杂念妄想或用心过度，致使心火偏旺引起的遗精，临床较为多见。心火旺盛引起的遗精，以少寐多梦，梦则遗精，伴有心中烦热，头晕目眩，精神不振，倦怠乏力，口干口苦，小便短赤为主要表现。心火内动，神不守舍，故少寐多梦，心中烦热；火扰精室，所以梦则遗精；寐少神疲，故精神不振，倦怠乏力；精不养神以上奉于脑，故头晕目眩；至于口干口苦、小便短赤，也都是心火旺盛的表现。

治疗调养心火旺盛引起的遗精，当以滋阴清热，清心安神，交通心肾，收摄精气为原则，我常选用加减黄连清心饮，效果不错。加减黄连清心饮的药物组成为酸枣仁15克，生地、熟地、当归、茯神、党参、天冬、黄柏各12克，远志10克，莲子9克，黄连、砂仁、甘草各6克。用法为每日1剂，水煎取汁，分早晚2次服。方中黄连清泻心火；生地、熟地、天冬滋阴液，益肾水，清虚热；黄柏清热泻火以坚阴；砂仁行滞悦脾以顾护中焦；当归、酸枣仁和血安神；茯神、远志宁神养心；党参、甘草益气和中；莲子补益心脾，收摄精气；甘草兼能调和诸药。上药配合，共成滋阴清热、清心安神、交通心肾、收摄精气之剂。

除服用加减黄连清心饮治疗外，选用中药单方，耳穴贴压，自我按摩，适当多食黑枣及黑枣羊骨糯米粥，注意起居调摄等，也都是调养心火旺盛引起遗精的行之有效的方法。需要强调的是，心火旺盛引起的遗精多由妄想不遂所引起，所以要重视调摄心神，排除杂念。《景岳全书•遗精》中说："遗精之始，无不病由乎心……及其既病而求治，则尤当持心为先，然后随证调理，自无不愈，不知求本之道，全持药饵，而欲望成功者，盖亦几希矣。"实为经验之谈。

另外，房事无节制不仅容易诱发遗精，也不利于遗精的治疗和康复，是遗精患者治疗康复中的大忌。对遗精者来说，在药物治疗的同时注意自我调养，养成良好的生活习惯，保持心情舒畅，戒除吸烟饮酒，节制房事，少食辛辣、肥腻食物，有助于治疗和顺利康复。

【小贴士】

引起遗精的原因复杂多样，并非单纯心火旺盛那么简单，从中医辨证的角度来讲，还有湿热下注、扰动精室，肾虚滑脱、精关不固，以及劳伤心脾、气不摄精等不同类型存在。当出现遗精时，一定要先找医生咨询就诊，切不可一见遗精就认为是心火旺盛，以免出现失治误治。

我曾遇一患者，自述遗精已1年有余，多因梦而遗，同时伴有小便赤热浑浊，尿痛时见，头昏腰酸，倦怠乏力，口渴欲饮。曾多处求医，服用过金锁固精丸、六味地黄丸等滋补肝肾、固涩止遗之品，病情始终没有起色，后来找到我要求服中药汤剂调理。我从症状及舌苔、脉象诸方面考虑，认为是痰湿内生，流注下焦，蕴而生热，热扰精室造成的，属于湿热下注、扰动精室引起的遗精，所以我给他处方清热利湿、化痰泄浊的方剂。服药10剂后，症状好转，梦遗仅出现1次。守方加减继续调治月余，遗精已止，诸症悉除。这一病例的治疗充分说明中医辨证的重要性。

调养妙招

1. 选用中药单方

用于调治遗精的单方众多，其中有不少适宜于心火旺盛引起者。当因心火旺盛而频繁出现遗精时，可选用下列单方进行调治。

方一：泽泻12克。用法为每日1剂，水煎取汁，分早晚2次服。

方二：金樱子、萹蓄各30克。用法为每日1剂，水煎取汁，分早晚2次服。

方三：白芍90克，玄参30克，甘草60克。用法为每日1剂，水煎取汁，分早晚2次服。

方四：玄参、麦冬各9克，肉桂0.9克。用法为每日1剂，将上药共研为粗末，水煎取汁，分早晚2次服。

除上面介绍的中药单方外，还有一个简单的方法，这就是"遗精不难治，只用一个枕头就可以了"。

在沈志顺编著、中国轻工业出版社出版的《养生必养肾》一书中，有"遗精不难治，只用一个枕头就可以了"这么一节，讲的就是调治遗精的一个简单方法。书中介绍沈氏曾经接诊过这样一个病例：一个少年，患遗精半年，多方求医，但无一点疗效。每晚必定遗精，白天无精打采，腰酸腿软，心理压力极大，甚至对未来生活失去了信心。沈氏很是同情，马上告诉他晚上睡觉时仰卧，在膝关节下面（委中穴下）放一个枕头。1周后该病人说遗精的毛病已经痊愈了，并表示感谢。

晚上睡觉时在膝关节下面放一个枕头，调治遗精确实有良好的效果。这个方法沈氏已经使用多年，治愈了很多遗精患者。也许您会问，为什么在膝关节下放个枕头就能治好遗精呢？沈氏说这是因为人体内侧肌肉群的张力要大于外侧，在晚上熟睡时更为明显。遗精的人阴部很怕受到刺激，晚上直腿睡觉时内侧肌群张力较大，牵拉阴部引发遗精。仰卧、屈膝睡觉时，缩小了内侧肌群的长度，使张力减小，同时减小了对阴部的牵拉，使遗精不知不觉中得以治愈。晚上睡觉时取仰卧位，在膝关节下面放一个枕头调养遗精，就是这个道理。

2. 耳穴贴压

耳穴贴压简单易行，也是调治遗精常用的方法，如果因心火旺盛而时常遗精，可选用下列耳穴贴压法进行自我调养。

方法一：按照常用耳穴示意图，取皮质下、心、枕、神门，耳部常规消毒后，用 0.5 厘米 ×0.5 厘米大小的胶布，将王不留行籽分别贴压于上述耳穴上。通常两耳穴位交替贴压，3 日换贴 1 次，贴压期间每日自行揉捏穴位 3～5 次，以使耳穴局部有酸胀感为度。

方法二：按照常用耳穴示意图，取内分泌、神门、肾、皮质下，耳部常规消毒后，用 0.5 厘米 ×0.5 厘米大小的胶布，将王不留行籽分别贴压于上述耳穴上。通常两耳穴位交替贴压，3 日更换 1 次，贴压期间每日自行揉捏穴位 3～5 次，以使耳穴局部有酸胀感为度。

方法三：按照常用耳穴示意图，取肾、心、皮质下、肝、神门、枕，耳部常规消毒后，用 0.5 厘米 ×0.5 厘米大小的胶布，将王不留行籽分别贴压于上述耳穴上。通常两耳穴位交替贴压，3 日更换 1 次，贴压期间每日自行揉捏穴位 3～5 次，以使耳穴局部有酸胀感为度。

方法四：按照常用耳穴示意图，取肾、内分泌、子宫、心、肝、脾，耳部常规消毒后，用 0.5 厘米 ×0.5 厘米大小的胶布，将王不留行籽分别贴压于上述耳穴上。通常两耳穴位交替贴压，3 日更换 1 次，贴压期间每日自行揉捏穴位 3～5 次，以使耳穴局部有酸胀感为度。

方法五： 按照常用耳穴示意图，取肾、膀胱、内分泌、神门、尿道、盆腔，耳部常规消毒后，用 0.5 厘米 ×0.5 厘米大小的胶布，将王不留行籽分别贴压于上述耳穴上。通常两耳穴位交替贴压，3 日更换 1 次，贴压期间每日自行揉捏穴位 3～5 次，以使耳穴局部有酸胀感为度。

3. 自我按摩

自我按摩简单易行，如能每日按摩 1～2 次，坚持一段时间，对遗精也有一定的调养作用。当有遗精时，不妨试一试。操作时取适当的体位，采取擦丹田、按会阴、塞海底、旋睾丸、搓涌泉的方法进行自我按摩。

（1）擦丹田

先将两手掌搓热，然后以左手紧托阴囊，右手掌擦小腹丹田穴 100 次，右手擦毕，改用左手轮换进行。

（2）按会阴

以中指指端按压会阴穴上，同时收缩肛门，提吸小腹，一松一紧地按压 50 次。

（3）塞海底

于肛门前有一小坎，用手指触之即得，每日早晚用手指在小坎中向后推 100 次。

（4）旋睾丸

单手掌托按睾丸，旋转揉按，左右交替，方向相反，早晚各 1 次，每次 10 分钟。

（5）搓涌泉

双手搓热后，分别搓足底涌泉穴 100 次。

4. 适当多食黑枣及黑枣羊骨糯米粥

注意饮食调养，改变不良的饮食习惯，对遗精的治疗和康复大有好处。对心火旺盛引起的遗精者来说，除不吃辛辣、肥腻、容易上火之食物，戒除吸烟饮酒外，还可适当多食黑枣及选用黑枣羊骨糯米粥进行调理。

《药品化义》中说黑枣"入肝走肾，主治虚劳，善滋二便，凡补肝肾药中，如滋阴降火汤、茯苓补心汤、产后芎归调血饮、保胎丸、养荣丸、四神丸，俱宜为佐使"。黑枣是大自然赠予人们的奇异礼物，有"营养仓库"之称，它不仅味道甜美，而且营养丰富，具有益气生津、健脾益胃、养心安神、滋肾养肝、补血助阴、益寿养颜、强壮身体等多种功效，是治疗调养多种慢性疾病的佳品，也是男女老幼皆宜的优良保健食品，被誉为"健康之友"。

凡体质虚弱或肝肾虚损、心肾不交、心火偏旺及精血不足所致的头晕耳鸣、腰膝酸软、神疲乏力、心悸失眠、遗精健忘、性功能减退等，都非常适宜食用黑枣，男性朋友为了预防肝肾亏虚，避免肝肾不足导致之阳痿、遗精、性欲低下等难言之隐的出现，也宜适当多吃黑枣。同时，对于女性朋友来说，在冬季将黑枣煎汤，常食黑枣及喝黑枣汤，有补益功效，可改善月经过多引起的贫血、面色苍白和手脚冰冷。

黑枣羊骨糯米粥这道食疗药粥有很好的补养扶正、补肝肾、强身体功效，对遗精者也很有益处。黑枣羊骨糯米粥的用料为黑枣20～30枚，羊胫骨1～2根，莲子15克，糯米、红糖各适量。将黑枣洗净、去核，羊胫骨打碎，莲子洗净，糯米淘洗干净，把黑枣、羊胫骨、莲子、糯米一同放入砂锅中，加入清水适量，大火煮沸后，改用小火慢煮，至糯米熟烂，成稠粥状，再加入红糖调味。用法为每周2～3剂，每剂于1天内分几次服食。体质虚弱者服食黑枣羊骨糯米粥，可增食欲，强气力，补虚损，也常用于调养肝肾不足、肾阴亏虚、心肾不交引起的头晕耳鸣、腰膝酸软、阳痿、遗精等，对贫血也有很好的调养作用。

5. 注意起居调摄

注意起居调摄，纠正日常生活中的不良习惯，是预防和调养湿热下注、扰动精室引起的遗精的重要方面，日常生活起居调摄主要从节制房事、调畅情志、起居有常和运动锻炼几个方面做起。

（1）节制房事

性生活是人正常的基本生理要求之一，性需求是人的天性，不应强行禁绝，否则必致"壅瘀之疾"。不过房劳过度，必伤肾精，对预防和调养湿热下注、扰动精室引起的遗精来说，适当节制性生活，做到节欲保精十分重要。前人有"二十者，四日一泄；三十者，八日一泄；四十者，十六日一泄；五十者，二十日一泄；六十者，当闭固而勿泄"的说法。总的意思是说房事要有节制，既要节而少，又要宜而和。节欲保精，肾气不伤，机体阴阳平衡，人才精力充沛。

（2）调畅情志

七情六欲，人皆有之，属于正常的精神情志活动，若情志过激，焦虑急躁，不仅容易出现肝郁，郁而化热，滋生内热，还会损伤肾之阴精。内热过盛，肾阴受损，阴虚内热，扰及精室，出现遗精也就不足为怪了。因此，在精神情志方面，应保持健康的心态和良好的情绪，遇事冷静，泰然处之，平静对待突然发生的不良情况。精神愉快，心情舒畅，五脏六腑功能正常，身体才能健康，遗精的情况自然不会出现。

（3）起居有常

任何事物都有其自然规律，人体也有精密的生物钟，人与自然相应，顺应自然，起居有常，自然精气盛，正气足，抗病能力强。日常生活中一定要做到起居有规律，饮食有节制，合理饮食，科学进餐，宜适当多吃水果、蔬菜，尽量少吃辛辣、肥腻、甘甜等容易滋生湿热之食物，戒除吸烟饮酒，每天按时起床，按时睡觉，保证充足有效的睡眠，劳逸结合，避免过度劳累，使生活顺从生物钟的节拍，以保证内脏器官有条不紊地工作。

（4）运动锻炼

生命在于运动，运动锻炼是起居调摄的一项重要内容，对预防和调养湿热下注、扰动精室引起的遗精大有好处，但若锻炼失当，不但起不到健身的效果，反而会给机体造成损害。可根据自己的工作、身体条件选择适宜于自己的运动锻炼项目，如散步、慢跑、练习八段锦、打太极拳、做祛病健身早操等，进行锻炼，并长期坚持，以求获得最佳锻炼效果，增强体质，提高机体抗病能力。

【小贴士】

夫妻关系紧张、工作学习压力过大及生活中的各种不幸事件造成的心情抑郁和心灵创伤等，都是引起遗精的重要原因，在药物治疗的同时注意配合自我调养，重视心理调节的作用，做到起居有常，节制房事，有助于遗精的治疗和康复，过分强调药物的作用，不注意心理调节，常难以取得满意的效果。

七、阴虚火旺常盗汗，滋阴清热功效见

主要表现：肺阴亏虚、阴虚火旺引起的盗汗，主要表现为夜晚睡觉时经常汗出，或有自汗，可伴有五心烦热，失眠多梦，两颧部发热等。

选方用药：加减麦味地黄汤（生地、熟地、山药各 15 克，北沙参、玉竹、白芍、麦冬各 12 克，茯苓、丹皮、泽泻、五味子各 9 克，牡蛎 24 克，浮小麦 30 克，甘草 6 克）。每日 1 剂，水煎取汁，分早晚 2 次温服。

调养妙招：选取中药五味子、牡蛎肉，选用中药单方，药物敷贴，耳穴贴压，饮食调养等。

宋某，49 岁，5 年前曾患肺结核，经治疗肺部结核病灶已钙化，肺结核痊愈了，却遗留了时常夜里盗汗的毛病，虽然调治了近半年，可效果不明显。偶然间听说我治疗盗汗效果不错，经人介绍来诊，想服用中药调理。诉夜晚睡觉时经常盗汗，且总觉得两颧部发热，手足心热，心烦口渴，失眠多梦。查其舌质红，苔薄少，脉细稍数。宋某这种盗汗的情况是由于肺阴亏虚，虚火内生，阴虚火旺造成的。

盗汗是常见的身体不适，主要表现为睡觉时汗出，醒后即止，常伴有自汗，五心烦热，精神不振等。《丹溪心法·盗汗》说："盗汗属血虚、阴虚。"盗汗的发生与身体虚弱、阴液不足、虚火内生有密切的关系。肺结核以咳嗽、咯血、潮热、盗汗及身体逐渐消瘦为特征，其主要病理机制是正气不足，肺阴亏虚，阴虚火旺，盗汗的出现主要是由于肺之阴液不足，虚火内生，阴虚火旺，火热逼迫津液外泄的缘故。中医辨证属于肺阴亏虚、阴虚火旺所导致的盗汗并不少见，并非肺结核所独有，也可见于经常操心熬夜的脑力劳动者，各种辅助检查可无明显异常。

肺阴亏虚、阴虚火旺引起的盗汗，主要表现为夜晚睡觉时经常汗出，或有自汗，可伴有五心烦热，失眠多梦，两颧部发热等。中医认为肺主气，司呼吸，在体合皮，其华在毛，由于思虑劳倦、操心劳累、精神压力大等原因，致使阴血暗耗，阴液不足，肺阴亏虚，阴虚则火旺，虚火内生，导致肺主皮毛的功能失常，火热逼迫津液外泄，所以出现盗汗，甚至自汗。由于虚热内扰，所以常有五心烦热，失眠多梦；至于两颧部发热，显然也是肺阴亏虚，阴虚火旺，虚火上扰的缘故，虚火上扰于颜面之两颧部，便出现两颧部发热感。

----【小贴士】----

出汗是人体的生理现象，在天气炎热、穿衣过厚、饮用热汤、情绪激动、劳动奔走等情况下，出汗量可增加。睡觉时受被子过厚、室内温度过高等外界因素影响致使眠中汗出，并不属病态，只有在无其他诱因的情况下经常性地睡觉中汗出，醒来自止，才是真正的病态盗汗。

阴虚火旺常盗汗，滋阴清热功效见。对肺阴亏虚，虚火内生，阴虚火旺引起的盗汗，治疗当从滋阴养肺，清降虚火，固涩敛汗上下功夫。当然，由于肾为水脏，是一身阴液之根，肺属金，肾属水，金能生水，水能润金，肺阴不足者，必有肾阴虚存在，肾阴亏虚者，也常伴有肺阴虚，故在调治肺阴亏虚、阴虚火旺引起的盗汗时，应做到肺肾同调，滋肾与养肺并施，滋阴与降火同行，使阴液足，虚火清，肺之卫外功能正常，盗汗自可逐渐消失。基于以上考虑，我在让宋某保持规律化的生活起居，注意休息，避免过度疲劳的同时，处方加减麦味地黄汤，每日1剂，水煎服。服用中药10天后，两颧部发热的情况没有了，盗汗也减少了。守方加减继续调理3周，夜晚睡觉时盗汗的毛病在不知不觉中消失了，五心烦热、失眠多梦等诸多不适也消除了。

加减麦味地黄汤是我调治肺阴亏虚、阴虚火旺引起的盗汗的经验方，由生地、熟地、山药各15克，北沙参、玉竹、白芍、麦冬各12克，茯苓、丹皮、泽泻、五味子各9克，牡蛎24克，浮小麦30克，甘草6克组成。其用法为每日1剂，水煎取汁，分早晚2次温服。方中熟地、生地、山药、丹皮、泽泻、茯苓、麦冬、五味子取麦味地黄汤之意，以滋肾养肺，金水相生，滋阴清热降火，五味子还能敛肺滋肾、生津敛汗；加北沙参、玉竹、白芍滋阴生津、润肺止咳；浮小麦、牡蛎固表止汗；甘草调和诸药。上药配合，具有滋肾养肺、滋阴降火、固涩敛汗之功效，使阴液足，火热除，肾水得补，肺金得养，肺之卫外功能恢复正常，则盗汗、自汗、五心烦热等自可逐渐消除。

肺阴亏虚、阴虚火旺引起的盗汗，关键在于预防，注意滋阴养肺，防止肺之阴液亏虚，不仅是治疗调养肺阴亏虚、阴虚火旺引起的盗汗的重要手段，同时也是预防肺阴亏虚、阴虚火旺盗汗发生行之有效的方法。调治肺阴亏虚、阴虚火旺引起的盗汗，除服用中药汤剂加减麦味地黄汤外，也可选取中药五味子、牡蛎肉，选用中药单方。保持规律化的生活起居，注意休息，避免过度疲劳，以及药物敷贴、耳穴贴压、饮食调养等，也都是不错的自我调养方法。

需要注意的是，引起盗汗的原因复杂多样，并不是仅仅肺阴亏虚、阴虚火旺那么简单，从中医辨证的角度来讲，肾阴亏虚、虚火内生也是引起盗汗常见的原因，而且肺阴亏虚与肾阴亏虚常同时存在。从西医学的角度来说，盗汗可单独出现，也可伴见于其他疾病中，如甲状腺功能亢进、自主神经功能紊乱、风湿热、肺结核等，都可出现盗汗，这些都是治疗调养盗汗时应当注意的。比如对肺结核引起的盗汗，必须在抗结核治疗的基础上应用中药调理，才能取得好的效果，如果见汗止汗，治标不治本，不仅难以取得满意的效果，而且容易延误病情。当出现盗汗的情况时，切不可简单地认为是肺阴亏虚、阴虚火旺，一定要先找医生咨询诊治，以免耽误病情。

我曾遇一位 64 岁的患者，平素身体较为瘦弱，睡眠欠佳。半年前经常夜晚睡觉时盗汗，自认为是身体虚弱造成的，始终没有重视，后来在盗汗的同时又出现咳嗽，偶尔还有痰中带血丝，方才警觉起来，到医院就诊检查，已是肺癌晚期。这个病例充分说明了详细诊查的重要性。

调养妙招

1. 选取中药五味子、牡蛎肉

用中药调治肺阴亏虚、阴虚火旺引起的盗汗，我常用五味子。若用药食两用之品调养肺阴亏虚、阴虚火旺引起的盗汗，我推崇使用牡蛎肉。

（1）五味子

五味子为木兰科多年生落叶藤本植物五味子或中华五味子的成熟果实，中医认为其味酸、甘，具有敛肺滋肾、生津敛汗、涩精止泻、宁心安神等作用。适用于久咳虚喘，津伤口渴，消渴，久泻不止，自汗盗汗，遗精滑精，以及心悸失眠、多梦等。五味子具有较好的敛肺滋肾、生津敛汗作用，用于治疗肺阴亏虚、阴虚火旺引起的盗汗，有很好的改善五心烦热、失眠多梦及盗汗、自汗的效果。

用五味子调治肺阴亏虚、阴虚火旺引起的盗汗，可将其与麻黄根、牡蛎同用，取五味子、麻黄根各 9 克，牡蛎 20 克，每日 1 剂，水煎服。也可与麦冬、地骨皮、浮小麦配伍，取五味子 9 克，麦冬、地骨皮各 15 克，浮小麦 30 克，每日 1 剂，水煎服。若以五味子为主要原料制成食疗方调养肺阴亏虚、阴虚火旺引起的盗汗，可选用核桃五味子糊、五味子泥鳅汤、五味子乌鱼汤。

核桃五味子糊：取核桃 5～8 个，去壳取核桃仁，取五味子 2～3 克洗净，蜂蜜适量，共捣成糊状服食，每日 2 次。

五味子泥鳅汤：取五味子 9 克，泥鳅 100 克。将五味子洗净，用纱布包好；将泥鳅用热水洗去黏液，剖腹去净内脏，然后将泥鳅入油锅中煎至焦黄色，与五味子一并放入砂锅中，加适量清水煮汤，小火慢煮 1 小时后，加少许食盐调味。每日 1～2 次，温热服食。

五味子乌鱼汤：取五味子 10 克，乌鱼 1 条（重约 250 克）。将五味子洗净，用纱布包好；将乌鱼杀死，去鳞、鳃及内脏，洗净后切成段，在油锅中稍煎后，与五味子一同放入砂锅中，加适量清水煮汤，小火慢煮 1 小时后，加少许食盐调味。每日 1～2 次，温热服食。

（2）牡蛎肉

牡蛎肉为牡蛎科巨牡蛎属动物牡蛎的肉，中医认为其味甘、咸，性凉，具有滋阴养血、调中补虚、清肺补心、健脑安神之功效。牡蛎肉为药食兼备之品，适合热病伤津、烦热失眠、心悸不安、盗汗自汗、妇女血亏、消渴等患者食用，常食之对改善睡眠，消除心悸心烦，调养盗汗、自汗等，大有帮助。

现代研究表明，牡蛎肉含有糖类、牛磺酸、多种氨基酸、维生素 A、维生素 B_1、维生素 B_2、维生素 D、维生素 E，以及铜、铁、锌、磷、钙等微量元素，具有营养大脑、安神益智之功效，有"益智海味""海中牛奶"之称。《医林纂要》中有牡蛎"清肺补心，滋阴养血"之论述，适合肺阴亏虚、阴虚火旺引起的盗汗者食用。

牡蛎肉质较嫩，味道鲜美，易于消化吸收。牡蛎肉的烹饪方法很多，可将牡蛎肉与鸡蛋同炒，也可将鲜牡蛎肉挂上面糊在平底锅上煎黄，再加茼蒿菜，蘸花生酱食用，清香鲜嫩。鲜牡蛎肉还可以煮汤，用于涮鱼片。牡蛎经加工晒干，与猪肉、枸杞子、木耳一起煲汤，有一种特有的香味，对于体质虚弱者及肺阴亏虚、阴虚火旺引起的盗汗者最为适宜。

2. 选用中药单方

下列调治盗汗的中药单方，简单有效，如因肺阴亏虚、阴虚火旺而经常盗汗，不妨试一试。

方一：乌梅 10 个，浮小麦 15 克，大枣 5 枚。用法为每日 1 剂，水煎取汁，分早晚 2 次服。

方二：浮小麦、糯稻根各 30 克。用法为每日 1 剂，水煎取汁，分早晚 2 次服。

方三：栀子 12 克，淡豆豉 9 克，麦冬 15 克，浮小麦 18 克。用法为每日 1 剂，水煎取汁，分早晚 2 次服。

方四：百合、玄参、枸杞子各 12 克，五味子 9 克，炙甘草 6 克。用法为每日 1 剂，水煎取汁，分早晚 2 次服。

方五：百合 24 克，玄参 12 克，北沙参 15 克，浮小麦 18 克。用法为每日 1 剂，水煎取汁，分早晚 2 次服。

方六：百合 24 克，北沙参、夏枯草各 15 克，玉竹子 2 克，浮小麦 18 克。

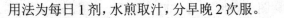

用法为每日1剂，水煎取汁，分早晚2次服。

3. 药物敷贴

药物敷贴调养疾病，取材简单，方便实用，深受人们的喜欢。采取药物敷贴法调养肺阴亏虚、阴虚火旺引起的盗汗，可选取下列方法。

方法一：配方为大蒜、吴茱萸各10克。将吴茱萸与大蒜分别捣烂，混匀后调成膏状，分敷于双足底之涌泉穴，用纱布覆盖，胶布固定，24小时后取下。通常每3日敷贴1次，连用3～5次为一个疗程。

方法二：配方为五倍子、黄柏各等份，米醋、蜂蜜各适量。将五倍子、黄柏分别研为细末，混匀后加入米醋、蜂蜜调成糊状，用时取药糊适量，敷于脐窝中，用纱布覆盖，胶布固定。通常每日敷贴1次，连用5～7次为一个疗程。

方法三：配方为盐附子、生地各等份。将盐附子、生地研成细末，混匀后加清水调成膏状，每次取适量，于晚上睡觉前将药糊敷于双足底之涌泉穴，用纱布覆盖，胶布固定，次日晨起去掉。通常每晚敷贴1次，连用7～10次为一个疗程。

方法四：配方为黄连15克，阿胶、白芍、黄芩各9克，鸡蛋1枚。将黄连、阿胶、白芍、黄芩研为细末，用时取适量药末，用鸡蛋清调成膏状，分别敷贴于足底之涌泉穴及腹部之神阙穴，用纱布覆盖，胶布固定。通常1～2日换药1次，7～10次为一个疗程。

方法五：配方为吴茱萸、肉桂各等份，蜂蜜适量。将吴茱萸、肉桂研为细末，用时取药末适量，加蜂蜜调成膏状，分别敷贴于一侧涌泉、神门（腕横纹尺侧端，尺侧腕屈肌腱的桡侧凹陷中）、三阴交（内踝上3寸，胫骨内侧面后缘），用纱布覆盖，胶布固定，次日晨起去掉。通常每晚敷贴1次，左右两侧交替，连用7～10次为一个疗程。

4. 耳穴贴压

耳穴贴压简单易行，也是调养盗汗常用的方法。下列几则适用于肺阴亏虚、阴虚火旺引起的盗汗的耳穴贴压方法，当因肺阴亏虚、阴虚火旺而出现盗汗时，不妨试一试。

方法一：按照常用耳穴示意图，取神门、肺、枕、心、交感、肝、脾、肾，耳部常规消毒后，用0.5厘米×0.5厘米大小的胶布，将王不留行籽分别贴压于上述耳穴上。通常两耳交替贴压，3日更换1次，5～10次为一个疗程。贴压期间每日自行揉捏穴位3～5次，每次以使耳穴局部有酸胀感为度。

方法二: 按照常用耳穴示意图,取神门、心、肺、皮质下、交感、肾,耳部常规消毒后,用 0.5 厘米 ×0.5 厘米大小的胶布,将王不留行籽分别贴压于上述耳穴上。通常两耳交替贴压,3 日更换 1 次,5～10 次为一个疗程。贴压期间每日午睡前及晚睡前各按压穴位 1 次,每次 2～3 分钟,以使耳穴局部有酸胀发热感为度。

方法三: 按照常用耳穴示意图,取心、肝、肺、内分泌、脾、肾、神门、交感、皮质下、脑点,耳部常规消毒后,用 0.5 厘米 ×0.5 厘米大小的香桂活血膏,将王不留行籽分别贴压于上述耳穴上。通常两耳交替贴压,3 日更换 1 次,5～10 次为一个疗程。贴压期间每日自行按压穴位 3～5 次,每次以使耳穴局部有酸胀感为度。

方法四: 按照常用耳穴示意图,取皮质下、神门、心、肾、肺、脾、枕、交感、肝、内分泌,耳部常规消毒后,用 0.5 厘米 ×0.5 厘米大小的胶布,将王不留行籽分别贴压于上述耳穴上。通常两耳交替贴压,隔日更换 1 次,5～10 次为一个疗程。贴压期间每日午睡前及晚睡前各按压穴位 1 次,每次 1～3 分钟,以使耳穴局部有酸胀感为度。

方法五: 按照常用耳穴示意图,取心、肝、肺、肾、神门、枕、皮质下,耳部常规消毒后,用 1 厘米 ×1 厘米大小的胶布,将大小适宜的半个绿豆分别贴压于上述耳穴上(粗糙面置于胶布,光滑面对准需贴压的耳穴)。通常两耳交替贴压,3 日更换 1 次,5～10 次为一个疗程。贴压期间每日自行按压穴位 3～5 次,每次以使耳穴局部有酸胀感为度。

5. 饮食调养

在饮食的选择上,肺阴亏虚、阴虚火旺引起的盗汗者宜适当多吃黄瓜、莲藕、雪梨、百合、荸荠等具有滋阴清热作用的食物,尽量避免食用生姜、大葱、辣椒等辛辣刺激、温热香燥的食物,并注意戒除饮酒,亦可选用下列食疗方进行调养。

(1) 银耳豆腐

用料为银耳 50 克,嫩豆腐 300 克,香菜叶 10 克,食盐、麻油、湿淀粉、鲜汤各适量。将银耳用温水泡发、洗净,放在沸水中焯透,捞出后均匀地摆放在盘中。嫩豆腐压碎成泥,加入食盐、湿淀粉搅成糊状备用。在调好的豆腐糊上撒香菜叶,上笼蒸 5 分钟左右,取出后均匀地摆在装有银耳的盘里。锅中加入鲜汤、食盐,烧沸后用少量湿淀粉勾芡,浇在银耳、豆腐上,淋上麻油即成。用法为佐餐随意食用。

（2）杞麦甲鱼汤

用料为枸杞子 30 克，麦冬 20 克，甲鱼 1 只（约 500 克），料酒、葱丝、生姜丝、精盐各适量。将甲鱼宰杀，去内脏等洗净，放入小盆中，加入适量清水，再放入枸杞子、麦冬、料酒、葱丝、生姜丝、精盐，清蒸至甲鱼熟烂即成。用法为吃甲鱼，并喝汤。

（3）地黄枣仁粥

用料为生地、酸枣仁各 30 克，大米 100 克。将酸枣仁捣碎，与生地一同水煎去渣取汁，将药汁与淘洗干净的大米共煮成稀粥。用法为每日 2 次，分早晚温热服食。

（4）菊花肉丝拌菠菜

用料为菊花 50 克，猪瘦肉 300 克，鲜菠菜 150 克，鸡蛋清、精盐、料酒、湿淀粉、鸡汤、香油、植物油、胡椒粉、生姜丝、葱丝、白糖各适量。将鲜菠菜洗净，用开水烫 3 分钟，捞出后拌入香油、精盐备用；菊花瓣用清水洗净，猪肉切丝，用鸡蛋清、精盐、料酒浆好；将鸡汤、湿淀粉、胡椒粉、白糖兑成滋汁备用。炒锅置于旺火上，加入植物油，烧至六成热时下肉丝快炒，再加入生姜丝、葱丝煸炒，倒入滋汁快速翻炒，待收汁时，撒菊花瓣颠匀，放入菠菜调和，稍热，起锅即成。用法为佐餐随意食用。

【小贴士】

肺阴亏虚、阴虚火旺引起的盗汗应当注意日常饮食调养，做到合理饮食，科学配餐。遵循饮食宜忌而调理，是恢复机体阴阳平衡，减轻或消除盗汗、自汗、五心烦热、失眠多梦等诸多身体不适，促使病体顺利康复的重要措施。

八、心肾不交发失眠，调理选用交泰丸

主要表现：心肾不交引起的失眠，主要表现为心烦失眠，可伴有精神疲倦，心悸健忘，腰膝酸软，男子遗精，女子月经不调等。

选方用药：交泰安神汤（牡蛎 24 克，炒酸枣仁 18 克，泽泻、丹皮、白芍、茯苓、柴胡、阿胶、当归、生地、熟地各 12 克，黄连 9 克，肉桂 3 克，甘草 6 克）。每日 1 剂，水煎取汁，分早晚 2 次温服。

调养妙招：选择中药单方，耳穴贴压，自我按摩助眠，选用食疗方，练习安神助眠操等。

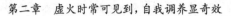

夜幕降临，繁星闪烁，辛勤劳作了一天的人们渐渐进入甜美的梦乡。然而并不是每个人都能顺利地入眠，有的人入睡困难，很难马上睡着；有的人睡不安稳，噩梦频频，容易惊醒；有的人早醒，醒后不能再入睡；更有甚者辗转反侧，彻夜难眠，苦不堪言。这些都是失眠的表现。失眠是现代人生活中最易发生的一种现象，在人的一生中，绝大多数都有过失眠病史或正被失眠所困扰。

刘某，54岁，高中教师，时逢所教班级学生参加高考，加上其子"五一"结婚，操心劳累，逐渐出现心烦失眠，近期可以说是夜夜失眠，每晚仅睡2～3小时，有时整夜睡不着，同时还伴有精神疲倦，心悸健忘，腰膝酸软。到学校卫生室咨询校医，校医建议每晚服用2片阿普唑仑。服药后虽然睡眠有所改善，可第二天头昏沉沉的，一点精神也没有，一旦停服阿普唑仑，晚上依然睡不着，于是找到我寻求中药调理。刘某的失眠是由于年龄的增长，肾之阴精逐渐虚少，肾阴不足，加之操心劳累耗伤心阴，心火偏旺，心肾不交造成的。我嘱他停服阿普唑仑，调整心态，并处方交泰安神汤，每日1剂，水煎服。连续服用1周后，心烦失眠的情况明显好转，守上方加减继续调理3周，睡眠就恢复正常了。

中医认为失眠的发生是机体脏腑功能紊乱，气血阴阳失调的表现，多由于暴怒、思虑、忧郁、劳倦、饱食、体质、环境及久病等因素影响心神，使心神失养或心神被扰所引起。失眠的病位主要在心，因心主神明，神安则寐，神不安则不寐，但与脾（胃）、肝（胆）、肾诸脏器密切相关，心肾不交常引发失眠。

心在五行中属火，位居于上而属阳，肾在五行中属水，位居于下而属阴。从阴阳、水火的升降理论来说，位于下者，以上升为顺，位于上者，以下降为和。《素问•六微旨大论》说："升已而降，降者为天；降已而升，升者为地。天气下降，气流于地；地气上升，气腾于天。"心火必须下降于肾，肾水必须上济于心，这样心肾之间的生理功能才能协调，称为"心肾相交"，也即"水火既济"。反之，若心火不能下降于肾而独亢，肾水不能上济于心而凝聚，那么心肾之间的生理功能就会失去协调，而出现一系列的病理表现，即"心肾不交"，也就是"水火失济"。

由于思虑过度，或心情抑郁，或房事不节等原因，致使心肾失于交通，火热扰心者，日常生活中并不少见，这些人的主要表现就是心烦失眠。心肾不交引起的失眠，主要表现为心烦失眠，同时可伴有精神疲倦，心悸健忘，腰膝酸软，男子遗精，女子月经不调等，这当中既有火热扰心的症状，也有肾之阴精亏虚、虚火内生的表现。对心肾不交引起的失眠，当用交通心肾之法，使心火下降，肾水上升，水火既济，得以维持人体正常的水火、阴阳平衡，心火不旺了，则不用镇静药而睡眠自可得以改善、逐渐恢复正常。

用中药治疗心肾不交引起的失眠，通常首选交泰丸。交泰丸出自《韩氏医通》，由黄连30克、肉桂5克组成。方中黄连清泻心火以制偏亢之心阳，肉桂温补下元以扶不足之肾阳。药虽二味，相反相成，能引火归原，交通心肾。尽管交泰丸是交通心肾的名方，但其用药较少，作用较弱，我治疗心肾不交引起的失眠，一般用我的经验方交泰安神汤，效果不错。

交泰安神汤是在交泰丸的基础上演变而来的，由牡蛎24克，炒酸枣仁18克，泽泻、丹皮、白芍、茯苓、柴胡、阿胶（烊化）、当归、生地、熟地各12克，黄连9克，肉桂3克，甘草6克组成。用法为每日1剂，水煎取汁，分早晚2次温服。方中黄连、肉桂取交泰丸之意，交通心肾，引火归原；泽泻、丹皮、白芍、茯苓、当归、生地、熟地、柴胡取滋水清肝饮之意，滋阴益肾，清肝降火；阿胶、炒酸枣仁养血宁心安神；牡蛎镇心安神；甘草调和诸药。上药合用，共成交通心肾，清心安神之剂。

需要说明的是，引起失眠的原因是复杂多样的，治疗失眠并不是单纯服用安眠药那么简单，有一部分失眠患者一遇到失眠就服镇静药，认为服药是解除失眠的最好办法，治疗失眠必用安眠药，这种观点是错误的。失眠用安眠药，犹如发热用退热药一样，只是一种治标不治本的方法。根据失眠临床表现和发病机制的不同，中医通常将失眠分为心肝火旺、脾胃不和、心肾不交、肝郁化火、痰热内扰、阴虚火旺、心脾两虚、心胆气虚8种基本证型，其治法和用药是各不一样的。

【小贴士】

从中医的角度来看，引起失眠的原因是多方面的，养心安神是治疗失眠的主要法则，但不是唯一法则，不加分析地一见失眠就用养心安神之剂，必然出现失治误治。

要根本解除失眠，首先要寻找原因，排除干扰，创造良好的睡眠环境，保持健康的心态和良好的情绪，改变不良的睡眠习惯，在此基础上根据具体情况采取内服中药、耳穴贴压、自我按摩、饮食调养、练习安神助眠操等手段进行治疗调养，大多数失眠是能够很快得到纠正的。

调养妙招

1. 选择中药单方

采用中药单方调养失眠，方法简单有效，当因心肾不交而心烦失眠时，不妨选用下面介绍的单方调理。

方一：灯心草12克。用法为每日1剂，水煎取汁，晚上睡前服。

方二：龙骨25克，酸枣仁、远志各15克。用法为每日1剂，水煎服。

方三：玄参、枸杞子各12克，炙甘草6克。用法为每日1剂，水煎服。

方四：百合30克，玄参12克。用法为每日1剂，水煎取汁，晚上睡前服。

方五：栀子12克，淡豆豉9克。用法为每日1剂，水煎取汁，晚上睡前服。

方六：夜交藤、生地各10克，麦冬6克。用法为每日1剂，水煎取汁，晚上睡前服。

方七：酸枣仁10克，远志6克，麦冬9克。用法为每日1剂，水煎取汁，晚上睡前服。

方八：酸枣仁粉1.5～3克，夜交藤、鸡血藤各15～30克。用法为每日1剂，将夜交藤、鸡血藤水煎取汁，晚上睡前送服酸枣仁粉。

方九：石菖蒲、合欢皮、夜交藤各等份。用法为将上药水煎3次，滤渣取汁，之后将药汁浓缩成膏，贮存于瓶中备用。每次6克，每日3次，温开水送服。

方十：丹参、酸枣仁各等份。用法为将丹参、酸枣仁共研为细末，贮瓶备用。每次10克，每日2次，于早上及晚上睡前半小时用温开水送服，10日为一个疗程。

2. 耳穴贴压

耳穴贴压也是自我调养失眠常用的方法，当因心肾不交而失眠时，可选用以下耳穴贴压的方法进行调理。

方法一：按照常用耳穴示意图，取肝、心、交感、神门、肾，耳部常规消毒后，用0.5厘米×0.5厘米大小的胶布，将王不留行籽分别贴压于上述耳穴上。通常两耳穴位交替贴压，隔日更换1次，10次为一个疗程。贴压期间每日自行按捏穴位3～5次，每晚睡前必须按压1次，以使耳穴局部有酸胀感为度。

方法二：按照常用耳穴示意图，取肝、心、肾、内分泌、神经衰弱点，耳部常规消毒后，用0.5厘米×0.5厘米大小的胶布，将王不留行籽分别贴压于上述耳穴上。通常两耳穴位交替贴压，隔日更换1次，10次为一个疗程。贴压期间每日自行按捏穴位3～5次，每晚睡前必须按压1次，以使耳穴局部有酸胀感为度。

方法三：按照常用耳穴示意图，取肝、心、肾、神门、内分泌、枕、交感，耳部常规消毒后，用 0.5 厘米 ×0.5 厘米大小的麝香止痛膏，将王不留行籽分别贴压于上述耳穴上。通常两耳穴位交替贴压，3 日更换 1 次，6～8 次为一个疗程。贴压期间每日自行按揉穴位 3～5 次，每晚睡前必须按压 1 次，以使耳穴局部有酸胀发热感为度。

方法四：按照常用耳穴示意图，取心、神门、肾、皮质下、枕，耳部常规消毒后，用 0.5 厘米 ×0.5 厘米大小的胶布，将王不留行籽分别贴压于上述耳穴上。通常两耳穴位交替贴压，隔日更换 1 次，10 次为一个疗程。贴压期间每日自行按捏穴位 3～5 次，尤其夜晚睡前 30 分钟要按压 1 次，以耳郭发热微痛为度。

方法五：按照常用耳穴示意图，取神门、交感、心、脾、皮质下、肾、内分泌、枕，耳部常规消毒后，用 0.5 厘米 ×0.5 厘米大小的胶布，将王不留行籽分别贴压于上述耳穴上。通常两耳穴位交替贴压，隔日更换 1 次，10 次为一个疗程。贴压期间每日自行按捏穴位 3～5 次，尤其夜晚睡前 30 分钟要按压 1 次，以耳郭发热微痛为度。

3. 自我按摩助眠

自我按摩助眠可采取揉神门、运百会、按脘腹、按涌泉、按颞侧、推胫骨及抹眼球的方法，此法具有调和脾胃、镇静安神助眠之功效，坚持应用能有效改善睡眠，适用于调养各种类型的失眠。

（1）揉神门

此法具有宁心安神的作用。取坐位，左手食指、中指相叠加，按压在右手神门穴上，按揉 2 分钟后再换右手操作。或拇指按压对侧神门穴，每侧各 5～10 次。按揉或按压神门穴后，可采取平时睡眠的习惯姿势，配合呼吸缓慢加深，渐渐入睡。

（2）运百会

此法具有安眠定神之功效。取卧位，两手轮流以食、中指指腹按揉百会穴 50 次（或 1 分钟）。手指用力不能过重。

（3）按脘腹

此法具有理气和胃、使人安然入睡之功能。取卧位，左右手分别横置于上腹部中脘穴和下腹部关元、气海穴，配合呼吸，呼气时按压中脘穴，吸气时按压气海、关元穴，持续操作 2 分钟。或两手食指、中指叠加按压以上三穴各 50 次，以轻度揉压为宜。

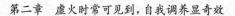

(4) 按涌泉

此法具有平衡阴阳气血之功效,坚持按压能改善睡眠。取坐位,两手中指指腹分别按压在两足底涌泉穴上,随一呼一吸,有节律地各按压1分钟。或按揉该穴100次。

(5) 按颞侧

此法具有安神助眠之功效。取坐位,两手拇指按压两侧风池穴,两手小指按在两侧太阳穴上,其余手指微屈散放在头部两侧,两手拇指和小指同时用力,按揉局部约1分钟。

(6) 推胫骨

此法具有调和脾胃、宁心安神之功效。取坐位,两手虎口分别卡在双膝髌骨下缘,拇、食指按压阳陵泉穴和阴陵泉穴,然后沿胫骨向下用力推动,在经过足三里和三阴交两穴时加力按压,一直推到踝部,反复操作10~20次。或按揉足三里、三阴交穴各50次。

(7) 抹眼球

此法具有调养心气的作用,坚持应用有助于治疗失眠。取卧位、闭眼,两手中指分别放于两眼球上缘,两手环指分别放在眼球下缘,然后在眼内外眦之间来回揉抹20~30次,用力要轻。

提示:以上各法,每晚可任选1~3种,睡前1小时内进行自我按摩,若能持之以恒,绝大多数失眠者可摆脱失眠之困扰,同时躺下后还需平心静气,排除杂念,然后闭目,默念松静,逐渐松弛全身肌肉,使身心自然、轻松、舒适。

【小贴士】

不良的睡眠习惯如饮酒催眠、蒙头而睡、睡前饮浓茶或咖啡、临睡前思考问题等,都影响正常睡眠,必须克服。

4. 选用食疗方

心肾不交引起的失眠者,宜适当多吃一些具有滋阴补肾、清热养心作用的食物,如鲜藕、莲子、百合、枸杞子等,尽量不吃生姜、辣椒、羊肉等辛辣刺激、温热香燥的食物,选用茺蔚子粥、山楂配黄瓜、麦冬莲肉茯神羹等食疗方是不错的食疗方法。

(1) 茺蔚子粥

用料为茺蔚子10克,枸杞子15克,大米100克,白糖适量。将茺蔚子、枸杞子水煎去渣取汁,将药汁与淘洗干净的大米一同放入锅中,加入清水适量,武火煮沸后，改用文火煮至米熟粥成，调入白糖即成。用法为每日2次，分早、晚服食。

（2）山楂配黄瓜

用料为鲜山楂12个，顶花带刺的嫩黄瓜3根。将鲜山楂洗净，放入锅中蒸20分钟，凉后挤出山楂籽留山楂肉；将嫩黄瓜先用少许盐水洗，再用清水冲洗。用法为在早、中、晚饭中各吃4个山楂，同时在早、中、晚饭后1～2小时内各吃1根嫩黄瓜。

（3）麦冬莲肉茯神羹

用料为麦冬20克，莲子肉30克，茯神10克，蜂蜜30毫升。将莲子肉、茯神分别洗净，晒干，研成细粉备用。将麦冬洗净放入锅中，加适量清水，煎煮成稠汤，去渣取汁，趁热加入莲子肉粉、茯神粉，煮成稠羹，待温时加入蜂蜜，搅拌均匀即成。用法为早晚分食。

（4）黑豆莲藕乳鸽汤

用料为黑豆50克，莲藕250克，陈皮1块，乳鸽1只，大枣4枚，麻油、食盐各适量。将黑豆放入铁锅中干炒至豆衣裂开，再用清水洗净，晾干备用。将乳鸽宰杀，去毛杂及内脏，洗净备用。将莲藕、大枣、陈皮洗净，莲藕切成块，大枣去核。向汤锅中加适量清水，用武火烧沸，入黑豆、莲藕、乳鸽、大枣和陈皮，用中火继续炖约3小时，加入食盐调味，淋麻油即成。用法为佐餐随意食用。

（5）茯苓白鸭冬瓜汤

用料为茯苓、麦冬各30克，白鸭1只，冬瓜（去皮）500克，葱花、生姜丝、食盐、十三香、酱油、香油各适量。将白鸭宰杀，去毛杂及内脏，洗净；将茯苓、麦冬用纱布包裹放入鸭腹中。将白鸭入锅中，加入清水适量，武火煮沸后，改用文火炖至鸭肉八成熟，再加入冬瓜（切块）、葱花、生姜丝、十三香、酱油、食盐，继续炖至鸭肉、冬瓜熟烂，用香油调味。用法为食鸭肉、冬瓜，并饮汤。

5.练习安神助眠操

安神助眠操具有较好的安神助眠功效，坚持练习可消除心烦急躁、心悸健忘等自觉症状，改善睡眠，是心肾不交之失眠者行之有效的自我调养方法之一。安神助眠操共8节，包括举双臂运动、举肩肘运动、全身肌肉调节运动、头颈部肌肉调节运动、下肢肌肉调节运动、腰背肌肉调节运动、腹肌调节运动及卧位全身肌肉放松，宜于晚睡前练习，练习时应注意排除杂念和其他干扰。

（1）举双臂运动

预备姿势：双脚自然站立，双臂自然下垂于体侧，两眼平视前方。

做法：双臂前平举，双手用力握拳，使上肢肌肉收缩，同时吸气；然后呼气，双臂下垂并做前后摆动，使双臂及肩部肌肉高度放松。可反复练习6～9次。

（2）举肩肘运动

预备姿势：双脚平行站立，距离与肩等宽，双臂自然下垂于体侧，全身放松。

做法：双臂屈肘平举，双手握拳置于胸前，用力使肩部、双臂的肌肉紧张，同时吸气；然后呼气，双臂放下，放松肌肉。可反复练习6～9次。

（3）全身肌肉调节运动

预备姿势：双脚自然站立，双腿并拢，双臂自然下垂于体侧。

做法：双脚跟踮起，双手掌心向上举至头顶，使全身肌肉收缩，同时吸气；然后双手放下，全身肌肉尽量放松，自然呼气。可反复练习6～9次。

（4）头颈部肌肉调节运动

预备姿势：坐位，双手互握置于头枕部。

做法：头用力后仰，双手用力向前对抗，下颌用力内收，使肌肉收缩，同时吸气；然后头颈、手全部放松，呼气。反复练习6～9次后，双手上下擦脸正、侧面及耳后各10次。

（5）下肢肌肉调节运动

预备姿势：坐位，双手置于双膝上。

做法：双手用力压大腿，双脚用力踩地面，使下肢肌肉紧张，同时吸气；然后下肢及上臂肌肉放松，同时呼气。可反复练习6～9次。

（6）腰背肌肉调节运动

预备姿势：仰卧位，双手叉腰。

做法：双肘臂往下按，背、腰部挺起，使腰背肌肉紧张，同时吸气；然后两臂放松，腰背放松、落下，同时呼气。可反复练习6～9次。

（7）腹肌调节运动

预备姿势：仰卧位，双手十指交叉置于脑后。

做法：稍抬头，使腹肌紧张，同时吸气；然后头落下，腹肌放松，同时呼气。反复练习6～9次后，双手重叠放置于腹部，沿顺时针方向按摩3～5分钟。

（8）卧位全身肌肉放松

预备姿势：仰卧位，双手放于身体两侧。

做法：通过默念"放松，感觉很舒服"，使全身肌肉放松，情绪逐渐平静。

对失眠者来说，药物治疗固然重要，自我调养也不可缺少，消除影响睡眠的种种心理因素，合理安排生活，注意饮食调节，是顺利康复的重要措施。

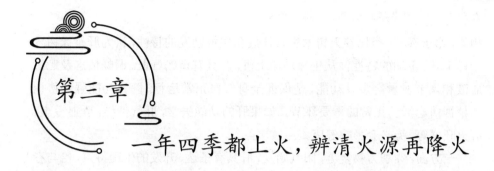

第三章

一年四季都上火，辨清火源再降火

中医养生讲究天人合一，遵循自然规律，因此避免身体上火，调养上火引起的身体不舒服，也要顺应四季的特点。春季肝气升发，要注意护肝，防止肝火过盛；夏季天气炎热，要重视清心除烦；秋季气候干燥，要注意润肺燥、清肺火；冬季天寒地冻，是滋补的好季节，应注意补肾养肾，维持体内的阴阳平衡，避免肾虚火旺。上火的情况各不一样，预防调养上火，必须辨清火源，采取针对性的措施。一年四季都上火，辨清火源再降火。

一、春季肝气在升发，清降肝火功效大

春季养生的要点：重视养肝，调养精神，防风御寒，调节饮食，运动锻炼，预防春困，保健防病。

肝火旺盛的表现：主要表现为眼胀眼红，眼涩流泪，头胀头痛，情绪易于激动，好发脾气，心烦失眠，咽干口苦，舌苔变厚，大便干结等。

清降肝火的方法：调整心态，选取中药菊花，饮用药茶，选用具有清降肝火作用的食疗方，踏青春游等。

中医养生讲究天人合一，遵循自然规律。一年有春、夏、秋、冬四季，四季气候的变化对人的生理功能、病理变化均产生一定的影响，要保持身体健康，预防疾病发生，避免身体上火，调养上火引起的身体不舒服，也要顺应四季气候的变化，根据四季的特点进行。

肝属木，应于春，立春已过，春回大地，阳气升发，万物复苏，自然界呈现出一派生机勃勃、欣欣向荣的景象，同时春天气候多变，乍寒乍热，不仅容易感到困倦，还容易引发疾病。因此，春季养生必须顺应春天阳气升发、万物始生的特点，重视养肝护肝，注意调养精神，调节饮食，预防春困，同时还要加强运动锻炼，做好防风御寒和保健防病工作。

春季与肝有着密切的关系，从中医五行理论的角度来讲，肝属木，与春季

相应，通于春气，类比春天树木生长伸展和生机勃发的特性，认为肝有像树木一样主升、主动的特性。从生理功能上讲，肝具有调畅气血、调畅情志及贮藏血液和调节血量等多种功能，是保证全身气血正常运行、脾胃功能强健协调和精神情志活动正常的重要环节。如果肝的功能失常，肝气郁结，肝血亏虚，肝火旺盛等，势必会影响健康。

　　一方面，春季万物复苏，阳气始发，肝具有条达、升发的生理特点，恰与春气相应，肝气在此时变得旺盛，若心情不好，生气、恼怒，致肝气不舒而郁结，进而气郁化火，肝阳偏亢，肝火旺盛，出现眼胀眼红，眼涩流泪，头胀头痛，情绪易于激动，好发脾气，心烦失眠，咽干口苦，舌苔变厚，大便干结等。另一方面，春季人体阳气生发，正是保持肝气升举、调畅体内气机的最佳时节，所以春季最宜养肝。就养肝的具体方法来讲，应保持规律化的生活起居，保持健康的心态和良好的情绪，避免生气、发怒，保证充足有效的睡眠，做到劳逸结合，饮食应富有营养，易于消化，同时还要尽量少饮酒。

　　调养精神是春季养生的一项重要内容。春天阳光明媚，风和日丽，精神调摄应做到疏泄条达，心胸开阔，情绪乐观，戒郁怒以养性，努力做到不着急、不生气、不发怒，以保证肝的舒畅条达。假日外出踏青问柳，游山戏水，陶冶性情，会使气血调畅，精神旺盛。"恬淡虚无，精神内守，病安从来。"做到"恬然不动其心"，可提高机体的抗病能力，预防或减少疾病发生。

　　立春已过，白天渐长，夜间逐渐变短，人们也要顺应自然界昼夜的变化而逐步转变自己的睡眠习惯，从冬季的"早睡晚起"过渡到春季的"晚睡早起"，起床后要多到室外活动，舒展身体，让全身放松，以舒畅情志，使一天的精力更加充沛。春天要特别注意防风御寒，养阳敛阴。由于春天气温多变、乍寒乍热且多风，故不可顿减衣服，应随气温的变化逐渐增减衣服，并注意防风避风。

　　春天机体新陈代谢旺盛，饮食宜甘温、富有营养，以健脾扶阳为食养原则，忌过于酸涩，忌油腻生冷，尤其不宜过食大辛大热之品，如辣椒、人参、鹿茸、烈酒等，以免助热生火。春天宜多吃富含蛋白质、矿物质、维生素（特别是 B 族维生素）的食物，如瘦肉、豆制品、蛋类、胡萝卜、菜花、大白菜、芹菜、菠菜、韭菜等，此外还应注意不可过早贪凉吃冰淇淋、雪糕等冷饮，以免伤胃损阳。

　　一年之计在于春，春季是运动养生保健、体质投资、恢复身体"元气"的最佳时节。由于寒冷的冬季限制了人们的运动锻炼，使机体的体温调节中枢和内脏器官的功能都不同程度的减弱，特别是肌肉和韧带，更需要锻炼以增强其运动功能。春天空气清新，大地披绿，环境宜人，这种环境最有利于吐故纳新，充养脏腑。春天多锻炼，能提高身体素质，增强免疫功能与抗病能力，预防或减少疾病发生，且能使人心情舒畅，精力充沛，思维敏捷，不易疲劳，可根据自身年龄与体质状况选择户外活动，如打太极拳、慢跑、放风筝、春游踏青等。

春天风和日丽，是户外活动的好时节，精神应该旺盛，但有相当一部分人会犯困，时常感到困乏，总觉得疲乏没有精神、想睡觉，这种现象就是人们常说的"春困"。春天犯困不是睡眠不足需要更多的睡眠，而是因体内血液循环受到季节的影响，皮肤末梢血液供应增多，汗液分泌增加，各组织器官负荷加重，供应大脑的血液相对减少造成的。那么怎样减轻与预防春困呢？一是要保证充足有效的睡眠，克服消极懒惰的思想情绪；二是要积极参加运动锻炼和户外活动，改善血液循环；三是要适当增加营养，给机体提供足够的能量；四是要保持室内空气流通，尽量不吸烟，如天气不太冷，可适当减少衣服，或用冷水洗脸，这些都会使困意尽快消除。有研究表明，缺乏 B 族维生素与饮食过量是引发春困的重要原因，因此适当多吃富含 B 族维生素的食品，吃饭不宜太饱，也是防止春困的重要方面。

春天温暖多风，适宜细菌、病毒的生长繁殖，容易发生流行性感冒、腮腺炎、气管炎、肺炎等疾病，做好保健防病工作显得尤为重要，所以一定要讲究卫生，勤洗、勤晒衣被，注意开窗通风，保持室内空气清新，传染病流行时尽量少去公共场所，避免传染。

【小贴士】

中医强调"不治已病治未病"，预防胜于治疗。由于春季肝气升发，容易诱生肝火，引起身体不舒服，所以春季养生应重视养肝护肝，采取切实可行的措施避免上火，防止肝火旺盛。

上面介绍的调养精神，防风御寒，调节饮食，运动锻炼，预防春困，保健防病，是春季养生应当注意的六个方面，也是避免身体上火，预防肝火旺盛引起身体不舒服，保持身体健康的可靠保障。当然，由于肝的生理特点及气候因素，春季容易滋生肝火，致使肝火旺盛。在春季，由于肝火旺盛引起的身体不舒服主要表现为眼胀眼红，眼涩流泪，头胀头痛，情绪易于激动，好发脾气，心烦失眠，咽干口苦，舌苔变厚，大便干结等。

我的同事小徐，因与爱人闹别扭，生气郁闷，加之春节过后住院患者猛然增多，工作压力大，出现心烦急躁，时不时发脾气，同时还有头胀头痛、口干口苦，睡眠也变差了。我让她调整情绪，同时用温开水送服龙胆泻肝丸，每次6克，每日2次。连服1周后，心烦急躁、头胀头痛、口干口苦的情况消失了，睡眠也恢复正常了。

还有小学教师孙某，平素身体健壮，除了偶尔感冒外，没得过什么大病，可春节过后开学这段时间，不仅整天两眼红红的，头胀头痛，还动不动就跟学生发脾气，于是找到我想服中药调理。"肝开窍于目"，两眼发红是肝火旺的征象，头胀头痛、动不动就发脾气也是肝火旺盛的表现，孙某这种情况是肝火旺盛造成的，我让她保持健康的心态和良好的情绪，注意休息，同时处方具有清泻肝火、清利头目作用的清肝降火除烦汤，每日1剂，水煎取汁，分早晚2次温服。如此调理了10多天，两眼不红了，头胀头痛、动不动就发脾气的情况也没有了，身体恢复如前。

春季肝气在升发，清降肝火功效大。春季很容易因肝火旺盛而引发身体不舒服，对肝火旺盛引起的身体不舒服，其治疗调养应当从清降肝火上下功夫。首先要调整心态，保持心情舒畅，避免进一步肝郁化火，在此基础上，可以服用具有清降肝火作用的中药汤剂、中成药，也可选取中药菊花、饮用药茶，或选用具有清降肝火作用的食疗方进行自我调养。当然，春季是外出踏青旅游的好时节，踏青春游也称得上是养生健身的方法，有助于调节情绪，保持心情舒畅，清降肝火。

清降肝火的方法

1. 调整心态

人的情绪变化对脏腑气血都有影响，其中尤以对肝脏的影响最大。良好的心理状态和情绪对健康来说无疑是积极有益的，相反，不良的心理状态和情绪对人体的健康是不利的，容易使人罹患疾病或使病情反复、加重，不利于疾病的治疗和康复。

怒伤肝，影响肝主疏泄的功能。情志不调，生气恼怒，容易引发肝气郁结，进而郁而化火，致使肝火旺盛。调整心态，不生气、少发怒是预防肝气郁结，避免诱生肝火的主要方法，且有助于断绝滋生肝火的源头，进而清降肝火。虽然很多人知道怒伤肝，容易滋生肝火，致使肝火旺盛，但有时候还是控制不了，毕竟总会遇到让人愤怒不平的事。有人说我不发火，不与人争吵，把心中的怒气和该发的火憋在心里。这样做就大错特错了，这样会更伤肝，肝气郁结更重，还容易引发其他不适。我们的身体是有一定的调节机制的，通过适当倾诉、争吵、发火等发泄方式，可以起到自我调畅气机的作用。当然，发火不是让您变得不可理喻，也不是让您随心所欲，而是保持平常心，多为别人想一想，尽可能保持健康的心态和稳定的情绪。

2. 选取中药菊花

菊花具有很好的平肝明目、清降肝火作用，如因肝火亢盛，出现眼胀眼红、眼涩流泪、头胀头痛，或心烦急躁、易于恼怒，都可选用中药菊花调理一段时间。

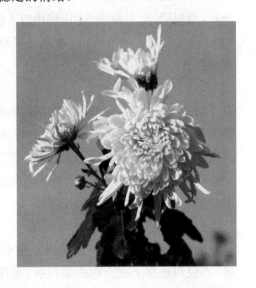

菊花为菊科多年生草本植物菊的头状花絮，中医认为其味辛、甘、苦，性微寒，具有疏散风热、清肝降火、平肝明目、清热解毒之功效，常用于治疗风热感冒、发热头痛，热毒上攻之咽喉肿痛，肝火旺盛、肝经风热之眩晕惊风、目赤昏花、心烦急躁，肝肾不足之目昏流泪，以及疗疮肿毒、皮肤瘙痒等。现代研究表明，菊花含有龙脑、樟脑、菊油环酮、菊苷、腺嘌呤、胆碱、水苏碱、维生素 A、维生素 B_1、氨基酸及刺槐素等成分。菊花制剂有扩张冠状动脉、增加冠状动脉血流量，以及降压、抗炎、解热、降低血清胆固醇和三酰甘油等功效，对冠心病、高血压、脑动脉硬化及上呼吸道感染、气管炎、扁桃体炎等多种疾病均有治疗作用。

用菊花调理肝火旺盛引起的眼胀眼红，眼涩流泪，头胀头痛，情绪易于激动，好发脾气，心烦失眠，咽干口苦，舌苔变厚，大便干结等，最简单的方法就是饮用菊花茶，每次取菊花 10～15 克（或 4～6 朵），放入茶杯中，用适量沸水冲泡，加盖闷 10 分钟，代茶饮用。若将菊花与栀子或金银花同用，取菊花 4～6 朵、栀子 3～5 枚制成菊花栀子茶，或取菊花、金银花各 10 克制成菊花银花茶，其效果会更好。另外，还可以菊花为主料制成具有清降肝火作用的食疗方，用以调理肝火旺盛引起的诸多不舒服，较常用的有菊花粥、猪肝菊花汤、菊花拌胡萝卜。

（1）菊花粥

用料为菊花 30 克，炒决明子 15 克，大米 150 克，冰糖适量。将炒决明子水煎去渣取汁，把药汁与淘洗干净的大米一同放入锅中，加入清水适量煮粥，待粥将成时加入洗净的菊花，稍煮片刻，再用冰糖调味即可。用法为每日 1 剂，分早晚 2 次温热服食。

（2）猪肝菊花汤

用料为猪肝 100 克，鲜菊花 10 朵，食盐、料酒各适量。将猪肝洗净，切成薄片，用料酒、食盐腌渍备用；锅中放入洗净的鲜菊花，加入适量清水，煮沸约 5 分钟后，再加入猪肝片，继续煮沸半小时即可。用法为每日 1 剂，分早晚 2 次食猪肝并饮汤。

（3）菊花拌胡萝卜

用料为菊花 4 朵，胡萝卜 1 根，香油、食盐、白芝麻各适量。将菊花的花瓣撕下，放入冷盐水中浸泡 2～3 分钟备用；胡萝卜洗净、去皮，切成细丝，放入沸水中余煮片刻，捞出后过冷水。将菊花花瓣和胡萝卜丝放入盘中，调入食盐和香油搅拌均匀，再撒入焙熟的白芝麻即可。用法为每日 1 剂，分早晚佐餐食用。

3. 饮用药茶

用药茶清降肝火，调理肝火旺盛引起的眼涩流泪、头胀头痛、心烦急躁等，不仅可选择上面介绍的菊花茶、菊花栀子茶、菊花银花茶，也可选用麦地饮、夏枯草茶、西瓜番茄茶、大海银花茶、二子银花饮等。

（1）麦地饮

用料为麦冬 60 克，生地 30 克。将麦冬、生地分别洗净，一同放入砂锅中，加入清水适量，煎取汁液即可。用法为每日 1 剂，代茶饮用。

（2）夏枯草茶

用料为夏枯草 30 克，钩藤 15 克，冰糖适量。将夏枯草、钩藤分别淘洗干净，与冰糖一同放入茶壶中，用沸水冲泡，加盖闷 10 分钟即可。用法为每日 1 剂，代茶饮用，边饮边加开水。

（3）西瓜番茄茶

用料为西瓜、鲜番茄、白糖各适量。将西瓜去皮取瓤，鲜番茄洗净，分别切成小粒状，放入榨汁机中榨取汁液，把西瓜汁、番茄汁一同放入盛有白糖的茶杯中，搅匀即可。用法为代茶随意饮用。

（4）大海银花茶

用料为胖大海 3 枚，金银花、玄参、穿心莲各 3 克，薄荷 2 克。将胖大海、金银花、玄参、穿心莲、薄荷分别洗净，一同放入茶杯中，加沸水冲泡，加盖闷

15 分钟即可。用法为每日 1 剂，代茶饮用。

（5）二子银花饮

用料为决明子 50 克，枸杞子 15 克，金银花 10 克，冰糖适量。将决明子略炒香后捣碎，与洗净的枸杞子、金银花和冰糖一同放入茶壶中，冲入沸水适量，加盖闷 15 分钟即可。用法为每日 1 剂，代茶饮用。

4. 选用具有清降肝火作用的食疗方

调养肝火旺盛引起的身体不舒服，可选用紫菜黄瓜汤、淡菜皮蛋粥、黄豆海带汤等具有清降肝火作用的食疗方。

（1）紫菜黄瓜汤

用料为水发紫菜 250 克，黄瓜 100 克，食盐、酱油、麻油、素汤各适量。将水发紫菜洗净，黄瓜洗净后切成片备用。锅中放入素汤，烧沸后放入食盐、酱油、黄瓜片，武火煮沸后，加入水发紫菜，淋上麻油，再稍煮即成。用法为每日 1～2 次，食黄瓜、紫菜，并饮汤。

（2）淡菜皮蛋粥

用料为淡菜干 25 克，皮蛋 1 枚，大枣 6 枚，大米 50 克，精盐适量。将淡菜干洗净，用温水浸泡 4～6 小时；将皮蛋洗净，去壳、捣碎；大米、大枣淘洗干净。把淡菜、皮蛋、大米、大枣一同放入锅中，加入清水适量，用文火煮成稀粥，加入精盐调味即成。用法为每日 2 次，分早、晚食用。

（3）黄豆海带汤

用料为黄豆 200 克，海带 30 克，芹菜 60 克，精盐、十三香各适量。将黄豆淘洗干净，海带水发后切成细丝，芹菜洗净切成小条块。把黄豆、海带、芹菜一同放入锅中，加入清水适量，武火煮沸后，加入精盐、十三香，改用文火慢煮，至豆熟汤成。用法为吃黄豆、海带，并喝汤。

（4）芹菜炒猪肝

用料为猪肝 200 克，芹菜 300 克，植物油、精盐、红糖、酱油、湿淀粉、料酒、米醋、十三香各适量。将猪肝洗净切成块状，芹菜洗净切成条状备用。先把猪肝块用湿淀粉、料酒、红糖拌匀，放入热油锅中，炸至猪肝变色后捞出，锅中留油少许，投入芹菜翻炒，再入猪肝、精盐、酱油及十三香，继续翻炒至芹菜和猪肝熟透，用米醋调味即可。用法为每日 1～2 次，佐餐食用。

（5）双耳甲鱼汤

用料为银耳、黑木耳各 50 克，甲鱼 1 只（重约 750 克），葱段、生姜片、黄酒、香油、精盐各适量。将甲鱼宰杀后从头颈处割开，剖腹，抽去气管及内脏，剁去脚爪，入沸水锅中氽一下，刮去背壳黑膜，剁成数块，甲鱼壳与甲鱼肉一同放在汤锅内炖；银耳、黑木耳水发后洗净，与精盐、葱段、生姜片、黄酒一同放入甲鱼锅中，炖至甲鱼肉熟烂入味时，捞去生姜片，淋上香油即成。用法为每日1～2次，佐餐食用。

5. 踏青春游

久居都市，涉身忙碌的工作学习、复杂的人际关系中的人们，无时不渴望远离现实环境，投身于大自然的怀抱。无论是踏青访梅、采枫拾贝，还是平江远眺、瞩目登高，都会使人精神愉悦，所以越来越多的人倾心于旅游。

春季是外出旅游的好时节，踏青春游也有助于调节情绪，清降肝火。肝火旺盛的出现与心情不好、肝郁化火密切相关，调整心态，保持良好的情绪有助于清降肝火。春天万物复苏、春光明媚的景致，不仅能给人们带来精神的愉悦，踏青春游，暂时停止工作、改换环境、转移注意力，还可解除疲劳，稳定情绪，这对清降肝火大有好处。

冬天，特别是北方，室内有暖气，温度高，空气干燥，人体内易积蓄产生内热，春天是阳气升发的季节，人体的气血此时亦有向外透发的趋势，因此应顺应自然规律，走到户外去踏青，尤其是冬天久居室内、气血瘀滞、内热较盛者，这时候可以尽情地呼吸新鲜空气，吐故纳新，促进体内新陈代谢，改善血液循环。春天踏青能增强心肺功能，使脑组织得到较多的血液和氧气，从而使脑组织适应血液循环的季节性变化。更重要的是，常到户外踏青，可以提高机体代谢的速度，增加体表散热，人也会觉得比较清爽、舒服。

国外盛行"森林疗法"，因为森林远离闹市，环境优美，有助于保持良好的情绪，同时树木还会散发出一种芳香物质，有利于循环功能的改善，森林中还有丰富的负离子，它是一种有益于健康的物质，能促进新陈代谢，提高机体免疫力。如果没有充足的时间和条件，经常去富含负离子的河边、草地、田野，对舒畅肝气也大有裨益。

踏青春游能解除精神紧张，缓解疲劳，稳定情绪，有助于清降肝火，对改善肝火旺盛引起的眼胀眼红，眼涩流泪，头胀头痛，情绪易于激动，好发脾气，心烦失眠，咽干口苦，舌苔变厚，大便干结等是有利的。需要说明的是，踏青春游也要讲究方法，要做到悠闲自在，不能为了赶时间而不顾疲劳。踏青春游最好选择交通便利、安全性高、环境优美的田野，绿树成荫的郊外，空气清新的江河湖海旁边，风景秀丽、树木茂盛的山川。同时还应注意劳逸结合，量力而行，以免适得其反。

【小贴士】

清降肝火的方法有很多，除服用具有清降肝火作用的中药汤剂、中成药及按摩太冲和行间穴外，调整心态、饮用药茶、服食具有清降肝火作用的食疗方等，也都是不错的自我调养方法。

二、夏日炎炎心火旺，清心除烦是时尚

夏季养生的要点：重视养心，应时起居，合理饮食，适量运动，注意防暑，避风护肤，预防疾病。

心火旺盛的表现：主要表现为口舌生疮，舌尖发红，心烦急躁，失眠多梦，面赤口渴，口苦口臭，小便短少、黄赤甚至涩痛，大便干结等。

清心除烦的方法：选用中药栀子，适当多吃西瓜，按摩极泉、外关、神庭穴，服食具有清降心火作用的食疗方，练习养心宁心操等。

人类生活在自然界中，季节气候对人体也有影响。在中医五行理论中，心属火，应于夏，夏季是自然界阳气最旺、阴气最弱的时候，炎炎盛夏，以火热为主，心阳在夏季最为旺盛，功能最强，所以人们容易火气变大，出现心火旺盛，引起身体不舒服。同时，夏季炎热，紫外线强，雷雨较多，若不注意防护，还可损伤皮肤，引起中暑，甚至诱发其他诸多身体不舒服。夏季养生必须顺应暑气盛、火热重的特点，重视养心宁心、清心除烦，做到应时起居，合理饮食，适量运动，同时还要注意防暑降温，避风护肤，预防疾病。

夏季与心有着密切的关系，"火热主夏，内应于心"，"暑热最易伤心"，夏季若不注意养心护心，很容易引起身体不舒服。一方面，盛夏时节，气候炎热，火热炽盛，内扰于心，容易出现心火旺盛，引起口舌生疮，舌尖发红，心烦急躁，失眠多梦，面赤口渴，头昏脑涨，口苦口臭，小便短少、黄赤甚至涩痛，大便干结等诸多身体不舒服。另一方面，夏季暑热当令，出汗较多，耗气伤阴，"汗为心之液"，容易致使心之气阴不足，出现心慌气短、神疲乏力、精神不振、倦怠嗜睡、工作效率低下等。所以，夏季养生不仅要注意防暑，还要重视养心，即要注意"防火"，避免心火旺盛，还要适当补气养阴，以防心之阴液不足。就养心的具体方法来说，应保持规律化的生活起居，保持健康的心态和良好的情绪，重视调整饮食，注意劳逸结合，放慢生活节奏，做到不劳神、不苦形。

保持规律化的生活起居，做到应时起居，是夏季养生的重要环节。夏季白天较长，夜间较短，人的作息也要顺应自然界阳盛阴衰的变化，宜晚些入睡，早些起床。午饭之后应适当午休，一则避开炎热之势，二则可缓解疲劳。夏季气温高，紫外线强，汗出较多，所以衣着当以轻便透气为要，尽量穿浅色衣服。

夏季的饮食当以清补为宜，适当多吃百合、莲子、苦瓜、黄瓜、龙眼肉、小米、薏苡仁、白扁豆、冬瓜等具有益气养阴、养心安神、清热除烦、健脾祛湿作用的食物，尽量少吃辛辣、煎炸之食物。夏季出汗较多，应适当多饮水，饮食应汤水多一些，可适当饮用莲子汤、莲子粥、莲子苡仁百合粥等。对于因气阴不足而出现神疲乏力、精神不振者，则宜适当多吃大枣、番茄、鸡蛋、鲤鱼、枸杞子等具有益气养阴作用的食物。夏季天气炎热，人们喜欢吃冷饮解暑，应当注意切不可贪凉饮冷，过多食用冰淇淋、雪糕等冷饮，以免损伤脾胃，反而诱发身体不舒服。

夏季运动应适量，不宜运动量过大，也不能过于剧烈运动，应以温和运动、少许出汗为宜，以免运动量过大、出汗过多损伤心之气阴。运动锻炼最好选择在清晨或傍晚较凉爽时进行，场地宜选择在公园、河湖水边、庭院等空气新鲜之处，锻炼的项目以动静相宜、开阖有度的太极拳、广播体操、散步及自然养生操等为宜。

夏季暑热当令，注意防暑是夏季养生的要中之要。首先要保持宁静平和的心态，在上午11时至下午4时之间，应尽量避免在烈日下劳作和外出，外出要戴草帽或打遮阳伞，涂防晒霜。出汗多时要适当多饮水，同时还应准备仁丹、藿香正气水等解暑药物，以备不时之需。居室要注意遮阳，避免暴晒，应用空调降温时室内外温差不宜过大，一般调至26～28℃为宜。

俗语说"夏日避风如避箭"，中医认为"风为百病之长，善行而数变，伤人最速"。在夏日很多人为了避热趋凉，总想在有风的地方纳凉消暑，但一定要注意，不管在室内还是室外，都不可在风口和潮湿之处睡卧休息，使用电扇时不要开高档对着头部、肩部、腹部直吹，也要避免空调出风直吹身体，否则容易引发头痛、面瘫、关节肌肉疼痛等。此外，在夜间睡眠时，即使天气炎热，也应用凉被或毛巾被盖好腹部，以免着凉引发腹痛、腹泻等。

炎炎盛夏，紫外线强烈，加之湿气较重，蚊虫较多，若不重视防护，很容易造成皮肤伤害，引发疮、痈、疖、疔及湿疹、皮炎等皮肤病，所以夏季还要特别重视护肤。要注意皮肤卫生，保护皮肤，不要在烈日下暴晒。要注意预防蚊虫、毒蛇叮咬，防止烧伤、烫伤等意外伤害。如果出现皮肤疼痛、瘙痒等，不可随意搔抓或用热水烫洗，以免引发感染，加重病情。

夏季是细菌、病毒等致病微生物及蚊虫、苍蝇等繁殖最快的时期，是各种疾病高发的季节，所以夏季还应特别重视预防疾病的发生。一是要重视预防心肌梗死、中风等心脑血管疾病；二是要注意预防中暑；三是要讲究卫生，预防痢疾、肠炎等胃肠疾病。此外，夏季也是胃肠型感冒、急性细菌性结膜炎等的多发季节，也要重视预防。

【小贴士】

夏季养生应根据季节气候的特点，从应时起居、合理饮食、适量运动、注意防暑、避风护肤、预防疾病这几个方面入手，同时炎炎盛夏容易心火旺盛，引起身体不舒服，还应重视养心，避免身体上火，防止心火旺盛。

上面介绍的应时起居，合理饮食，适量运动，注意防暑，避风护肤，预防疾病，是夏季养生应当特别注意的，也是避免上火，保持身体健康，顺利度过盛夏的可靠保障。"火热主夏，内应于心"，盛夏时节人们很容易出现心火旺盛，主要表现为口舌生疮，舌尖发红，心烦急躁，失眠多梦，面赤口渴，口苦口臭，小便短少、黄赤甚至涩痛，大便干结等。

有一位中学老师，教初中三年级的语文课，适逢升学考试阶段，加之班里有几个学生学习成绩不好，还很淘气，致使她生气、焦虑，不知不觉"上火"了，不仅心烦急躁、睡眠差，舌尖、舌边还出现了口疮。我让她不要气、不要急、放宽心，同时嘱咐她每次取栀子3～5颗，放入茶杯中，用适量开水冲泡，加盖闷15分钟，代茶饮用。调理2周后，口疮好了，睡眠正常了，心烦急躁的情况也没有了。

还有我们单位的张师傅，近几年一到夏季就经常口舌生疮、口苦口臭、心烦急躁、大便干结、睡眠不好，需服用牛黄清心丸、黄连上清丸等清内热、降心火的药物才能逐渐缓解，找我讨要预防调养的方法。张师傅的情况是平时心火偏旺，进入夏季心火更加旺盛造成的，我叮嘱他调整好情绪，保持良好的心态，尽量少吃辛辣、肥腻之食物，同时在入夏前，每天晚上睡觉前按摩极泉、外关、神庭穴1次，每年坚持按摩1个月左右。如此坚持了2年，每于夏季口舌生疮、口苦口臭、心烦急躁、大便干结、睡眠不好的情况就不再出现了。

夏日炎炎心火旺，清心除烦是时尚。心火旺盛是盛夏时节最常出现的身体上火，对夏季身体上火、心火旺盛引起的不舒服，其治疗调养应当从清降心火、清心除烦上下功夫。就清降心火、清心除烦的具体方法来说，首先要少思虑、不生气，调息静心，"心静自然凉"，其次要注意补水，适当多饮水，"水能灭火"，同时还要注意饮食调养，尽量少吃辛辣、肥腻之食物。在此基础上，可咨询医生选用具有清降心火、清心除烦作用的中药汤剂、中成药进行调治，也可选择前面章节介绍的诸多调养心火旺盛的方法进行自我调养。选用中药栀子，适当多吃西瓜，按摩极泉、外关、神庭穴，练习养心宁心操，以及服食具有清降心火作用的食疗方等，也都是很不错的自我调养心火旺盛的方法。

清心除烦的方法

1. 选用中药栀子

火旺者当泻火，有内热者当清内热，对心火旺盛引起的口舌生疮、舌尖发红、心烦急躁、失眠多梦等身体不舒服者来说，应当清内热、降心火。具有清内热、降心火作用的中药有很多，常用的有黄连、黄芩、连翘、栀子、石膏、夏枯草、知母等，这当中我推荐选用功效卓著、价格低廉的栀子。

栀子具有很好的清热解毒、泻火除烦作用，不仅能清降肝火，还能清热宁心、清降心火。栀子为茜草科常绿灌木植物栀子的成熟果实，中医认为其味苦，性寒，具有泻火除烦、清热利湿、凉血解毒、消肿止痛等功效。栀子苦寒清降，清泻三焦之火邪，有清心除烦之效，适用于温热病邪热客心，心烦郁闷，躁扰不宁等。栀子还能清利肝胆湿热而退黄疸，所以也用于肝胆湿热郁结所致的黄疸。根据栀子清热凉血解毒之功效，也用于血热妄行之吐血、衄血、尿血等。此外，栀子凉血解毒、消肿止痛的功效也较为显著，故还常用于疮疡肿毒、跌打损伤等。

用栀子清心除烦，调理心火旺盛引起的口舌生疮、舌尖发红、心烦急躁、失眠多梦等，最简单的方法是单独泡茶饮用，其用法为每次取3～5颗栀子，放入茶壶中，加入适量开水，浸泡10～15分钟，随意饮用。若将栀子与淡豆豉配合，取栀子9克、淡豆豉4克水煎服，就是著名的栀子豉汤，具有很好的解郁清心除烦作用，用于调治心火旺盛引起的身体不舒服，其效果会更好。另外，还可以栀子为主要用料制成栀子大米粥、栀子莲子粥、栀子仁枸杞粥，调养心火旺盛引起的口舌生疮、舌尖发红、心烦急躁、失眠多梦等。

栀子大米粥：用料为栀子10克，大米50克，核桃仁少许，白糖适量。先将栀子用水洗净，大米淘洗干净，核桃仁用清水泡一段时间。把栀子水煎取汁，再将药汁与大米一同放入锅中，加入清水适量，大火煮沸后，改用小火慢煮，煮至大米快要熟时，放入核桃仁，继续煮至米熟粥成，调入白糖搅匀即可。用法为每日2次，分早晚温热服食。

栀子莲子粥：用料为栀子仁5克，莲子10克，大米50克，白糖适量。将栀子仁碾成细末备用；把洗净的莲子与淘洗干净的大米一同放入锅中，加入清水适量，大火煮沸后，改用小火慢煮，煮至大米熟烂粥成时，加入栀子末，再稍煮片刻，调入白糖搅匀即可。用法为每日2次，分早晚温热服食。

栀子仁枸杞粥：用料为栀子仁10克，白茅根30克，枸杞子40克，大米150克，蜂蜜适量。将栀子仁、白茅根、枸杞子分别洗净，一同放入砂锅中，水煎去渣取汁，把药汁、淘洗干净的大米倒入锅中，再加入清水适量，大火煮沸后，改用小火煮至米熟粥成，调入蜂蜜搅匀即可。用法为每日2次，分早晚温热服食。

2. 适当多吃西瓜

西瓜甘甜多汁，清爽解渴，是盛夏时节人们常吃的消暑佳品。您是否有过这样的感觉，炎炎盛夏，当口渴难耐、心烦急躁时，吃两块西瓜，顿时就会感觉口渴减轻了很多，内心也觉得凉爽、不那么烦躁了？西瓜不仅能消暑解渴，还能清降心火，清心除烦。盛夏时节人们容易上火，出现心火旺盛，适当多吃西瓜不仅能预防上火，也是清降心火、清心除烦，消除心火旺盛引起的口舌生疮、舌尖发红、心烦急躁、失眠多梦等的有效方法。

西瓜又名水瓜、寒瓜，是葫芦科植物西瓜的果实。西瓜味甘，性凉，具有清热解暑、除烦止渴、祛湿热、利小便等功效，中医称之为"天然白虎汤"，不仅是夏季的消暑佳品，对暑热烦渴、热盛伤津、小便不利、心烦急躁、大便秘结、口舌生疮、咽喉肿痛、黄疸、痔疮、肛裂等也有一定的治疗保健作用。现代研究表明，西瓜含有蛋白质、糖类、维生素、微量元素等营养成分，除不含脂肪外，它的汁液几乎包括了人体所需的各种营养成分。西瓜所含的糖类有葡萄糖、果糖、蔗糖；所含的氨基酸类有谷氨酸、精氨酸、蛋氨酸、瓜氨酸、苯丙氨酸等；所含的维生素类有维生素A、维生素C、B族维生素等。西瓜具有降血脂、软化血管等作用，对心血管疾病有一定的调养作用。

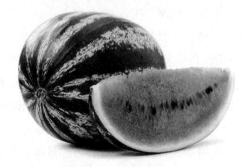

西瓜具有较好的消暑解渴、清热

泻火、清心除烦作用，盛夏时节适当食用西瓜是有益处的。对心火旺盛引起的心烦急躁、失眠多梦、咽喉肿痛、口苦口渴、口舌生疮、舌尖发红、小便赤热疼痛、大便秘结者来说，适当多吃西瓜能清心除烦，有效改善或消除这些身体不舒服，所以更应该适当多吃西瓜。需要注意的是，由于西瓜性寒凉，既伤阳助寒，又含水分过多，所以阳虚体质者不宜食用，同时吃西瓜要适量，每次不要太多。

3. 按摩极泉、外关、神庭穴

坚持按摩极泉、外关、神庭穴，能清内热，降心火，清心除烦，也是调理心火旺盛引起的口舌生疮、舌尖发红、心烦急躁、失眠多梦等行之有效的方法。

极泉穴位于腋窝顶点，腋动脉搏动处，是手少阴心经的一个穴位。按摩极泉穴能宽胸、宁神、去心火，常用于调理心痛、咽干烦渴、胁下满痛等，对心火旺盛、心火上炎，有口干舌燥、烦渴异常、总想喝水等不适的人来说，坚持按摩极泉穴有较好的缓解作用。按摩极泉穴通常采取弹拨的方法，操作时外展手臂，用食指、中指以比较柔和的力量弹拨，弹拨时会感到手指微微发麻。一般每次弹拨 10 次，每日弹拨 2 次。

外关穴位于前臂背侧，腕横纹上 2 寸，桡骨与尺骨之间，是手少阳三焦经的一个穴位，属八脉交会穴之一。按摩外关穴有清热、除烦、去心火、通经络等作用，常用于调理热病、头痛、耳鸣、耳聋、目赤肿痛，对于心火旺盛者，点按外关穴有助于祛除心火，消除烦闷、头痛等诸多不适，让身体获得舒适的感觉。按摩外关穴通常采用点按法，操作时用拇指指端偏峰对外关穴进行有节奏地点压按摩，可连续点按。一般每次点按 3～5 分钟，每日点按 2 次。

神庭穴位于头部，当前发际正中直上 0.5 寸处，属督脉上的穴位。按摩神庭穴能平调阴阳，调节神经系统功能，常用于调理失眠、头痛、眩晕、惊悸等，对心火旺盛、火热上炎引起的心烦失眠、头昏脑涨者来说，按摩神庭穴能使睡眠恢复正常，神清气爽。按摩神庭穴通常采用中指按压、揉按的方法，操作时先用中指按压神庭穴 10 次，再用中指沿顺、逆时针方向分别揉按 20～30 圈，一般每日按摩 2 次。

通常将极泉、外关、神庭穴三个穴位配合应用，调理心火旺盛引起的口舌生疮、舌尖发红、心烦急躁、失眠多梦等，以提高清内热、降心火的功效，通过按摩，能清心除烦，使内热清，心火降，则心火旺盛引起的口舌生疮、心烦急躁、失眠多梦等诸多不舒服自可逐渐消除。

4. 服食具有清降心火作用的食疗方

用于调养心火旺盛引起的身体不舒服的食疗方有很多，除可选用前面章节介绍的竹叶龙胆粥、清爽西兰花等外，也可服食下列具有清降心火、清心除烦作用的食疗方。当然，在炎热的夏季适当服食这些食疗方，也能清心除烦解暑，预防心火旺盛。

（1）西瓜酪

用料为西瓜1个，山楂糕15克，白糖、桂花、湿淀粉各适量。将山楂糕切成小丁，西瓜洗净、去皮、去籽，瓜瓤切成小丁，将桂花、白糖加适量清水熬煮，烧开后用湿淀粉勾芡，晾凉后均匀地浇在混合后的西瓜和山楂丁上。用法为每日2～3次，随意食之。

（2）冬笋炒杞叶

用料为冬笋、水发香菇各30克，嫩枸杞叶100克，猪油35毫升，食盐、白糖各适量。将冬笋洗、水发香菇分别洗净切为细丝，嫩枸杞叶择洗干净。炒锅置于火上，加入猪油，烧至七成热时，放入冬笋、水发香菇略炒，随即加入枸杞叶煸炒，再入食盐、白糖略炒片刻即成。用法为每日1～2次，佐餐食用。

（3）绿豆南瓜汤

用料为绿豆100克，南瓜50克，食盐适量。将南瓜洗净后去皮、切成小块状，绿豆淘洗干净，用食盐腌一会，再用清水洗净，把绿豆和南瓜块一同放入锅中，加入清水适量，大火煮沸后，改用小火慢煮，煮至绿豆熟烂即可。用法为每日2次，温热食用。

（4）蒲公英绿豆汤

用料为蒲公英30克，紫花地丁20克，绿豆60克。将蒲公英、紫花地丁水煎去渣取汁，把药汁与淘洗干净的绿豆一同放入锅中，再加入清水适量，大火煮沸后，改用小火煮至绿豆熟烂即可。用法为每日2次，空腹温热食用。

（5）薏仁绿豆老鸭汤

用料为薏苡仁、绿豆各50克，陈皮10克，老鸭1只，食盐适量。将老鸭宰杀，去内脏、切掉鸭尾，洗净、切成块状，氽汤；陈皮洗净，用水浸软、刮去瓤；薏苡仁、绿豆分别淘洗干净。把老鸭块、陈皮及薏苡仁、绿豆一同放入砂锅中，加入清水适量，大火煮沸后，改用小火慢炖，炖至老鸭肉熟烂，用食盐调味即可。用法为每日1～2次，佐餐食用。

5. 练习养心宁心操

盛夏酷暑难耐，人们总会想出各种各样的解暑方法，让自己能够凉快一些，比如多洗个澡、喝冷饮、吹电扇、开空调等，但无论如何解暑，夏日的高温

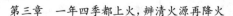

还是让我们心绪浮躁，急躁心烦，影响生活和工作。因此，要保持情绪的稳定，心平气和才能达到"心静自然凉"的效果。

练习养心宁心操，能够调节情绪，使人心平气和，呼吸顺畅，功能平衡，更能够帮助我们清心除烦，祛除浮躁，也是调养心火旺盛引起的身体不舒服的有效方法。养心宁心操分坐腕起手、屈膝提掌、开掌托天、俯身按掌四节。

（1）坐腕起手

开步站立，两臂自然下垂于体侧，手腕下沉，翘指，目视前方。

（2）屈膝提掌

屈膝下蹲，同时两臂由身体两侧提举于头顶上方，两掌交叉，掌心向下，目视前方。

（3）开掌托天

两腿微微伸展，同时两掌向外翻转，两臂向身体两侧分开，向斜上方托撑。

（4）俯身按掌

两腿屈膝微下沉，以髋为轴，俯身下折，两掌对合，经体前向下按于两脚踝内侧。两掌从脚踝内侧向外抚摩至外侧，再由下向上经大腿外侧，提至两髋外侧，上身直立，回到起始时的动作。

上述动作四个节拍为 1 次，9 次为 1 组，每天可练习 2～3 组，宜坚持练习。

【小贴士】

除本节介绍的选用中药栀子、适当多吃西瓜、练习养心宁心操等外，前面章节中也介绍有诸多清心除烦、清降心火的方法，不仅可采用这些方法调养心火旺盛引起的身体不舒服，也可采取这些方法"防火"，避免心火旺盛。

三、秋燥伤人很常见，滋阴润燥是关键

秋季养生的要点：重视养肺，早睡早起，合理饮食，加强锻炼，注意防燥，适时进补，预防疾病。

秋燥伤人的表现：主要表现为咽干口渴，咽喉干痒不适，唇干鼻燥，甚至口唇干裂，干咳少痰，皮肤干燥起皮，同时可伴有心烦失眠、大便秘结等。

滋阴润燥的方法：选用中药玉竹、麦冬，适当多吃银耳，饮用药茶，服食具

有滋阴润燥作用的食疗方，注意综合调养等。

春耕、夏耘、秋收、冬藏，在一年四季的轮回中，饱含了人们对大自然特有的情结。秋天是收获的季节，收获的喜悦，藏在颔首弯腰的稻穗里、累累硕果的枝头上，更在收获者的欢声笑语间。然而，在欢声笑语声中，还常有不和谐的音符存在，秋天气候干燥，昼夜温差大，人们容易出现咽干口渴、唇干鼻燥、罹患感冒、哮喘等疾病，所以秋季养生应当顺应秋天气候的特点，以养阴防燥为首要任务，重视养肺，早睡早起，合理饮食，加强锻炼，注意防燥，适时进补，同时还要注意预防疾病。

肺在五行中属金，与秋令相应，秋主燥。秋高气爽、风干物燥，入秋以后，人们常会出现口鼻干燥、咽干咳嗽、皮肤发紧脱屑等现象，这是秋季干燥的气候所致。肺主气，司呼吸，外合皮毛，为脏腑之"华盖"，又为"娇脏"，既怕寒，又恶热，外邪侵犯人体，不管是从口鼻而入，还是由皮肤侵袭，都容易犯肺而致病，所以秋季养生，养阴防燥是重点，养肺护肺是关键。就养肺护肺的具体方法而言，应做到起居有度以护肺，宁心静气以养肺，运动锻炼以健肺，同时还要适当多饮水以防燥润燥，还可用饮食滋阴润肺、用药茶润燥养肺。

保持规律化的生活起居，做到早睡早起，早睡以顺应阴精的收藏，早起以舒达阳气，是秋季养生的重要方面。进入秋季，气候渐渐转凉，尤其入夜以后，温度降低很快，此时不宜在户外乘凉太久，以免感受深秋风寒之邪，而应该早早进入梦乡，以帮助机体精气的收敛闭藏。起床时间应缓续夏季的习惯，以早起为宜，以舒达阳气，强健身体，同时趁着早晨的凉爽，赶去工作的场所安排一天的活动。有研究表明，秋天适当早起，可减少血栓形成的几率，起床前适当多躺几分钟，舒展活动全身，对预防血栓形成也有重要意义。

注意饮食调养，做到合理饮食，是秋季养生的重要内容。秋季膳食要以滋阴润肺为基本原则，应适当多喝水，补充足够的水分，饮食以"酸、甘、润"为主，少食辛温发散之品，如大葱、生姜、大蒜等，以免助燥伤阴。秋季气候干燥，因此适宜多食酸、甘、润之品，如雪梨、蜂蜜、甘蔗、牛奶、银耳、百合、莲子等，以生津润燥，缓解干燥引起的身体不舒服。年老胃弱者，可采用晨起食粥法以益胃生津，如选用百合莲子粥、银耳冰糖大米粥、杏仁川贝大米粥等，对滋阴养肺大有好处。立秋之后，食用瓜果要谨慎，不可多食，否则会损伤脾胃，容易引起腹泻等疾病，特别是脾胃虚弱者，尤应注意调理脾胃，应少食多餐，忌生冷、辛辣、油腻的食物，以具有健脾养胃作用的温润、清淡、易于消化的食物为好。

秋季天高气爽，是户外活动的黄金季节，适度的运动锻炼有利于改善血液循环，增强体质，提高机体抗病能力，加强运动锻炼也是秋季养生、强身健体的重要方式，可采取散步、慢跑、快走、登山、跳绳等方式进行锻炼。俗话说"春困秋乏"，秋乏是补偿夏季人体超常消耗的保护性反应，常表现为倦怠、乏力、精神不振等，预防和避免秋乏最好的办法就是适当进行运动锻炼，但要注意循序渐进。当然，保证充足有效的睡眠也可预防秋乏。

秋天雨水较少，气候干燥，阴液常显不足，阴虚则火旺，虚火上炎，很容易引发咽干口渴、咽喉干痒不适、唇干鼻燥等身体不舒服，这就中医所说的秋燥，所以注意养阴以预防秋燥，也是秋季养生应当特别注意的。首先要适当多饮水，也可适当多喝一些汤或粥，以补充丢失的水分；其次要多外出活动，走进大自然的怀抱，漫步田野、公园，都有助于养阴；最后要避免大汗淋漓，汗出过多会损耗人体之"阴液"，因此秋季锻炼要适度。预防秋燥重在饮食调养，可适当多吃一些能够养阴生津、润肺清燥的食物，如雪梨、荸荠、百合、甘蔗、银耳、冰糖等，而辛温发散、容易伤阴之食物，如大葱、生姜、大蒜等，应尽量不吃或少吃。

人们常说"秋季进补，冬令打虎"，适时进补也是秋季养生、增强体质的可靠方法。进补时要注意不要无虚进补和虚实不分滥补。虚者补之，有虚弱的情况存在宜补养，没有虚弱的征象、体质强壮者补之无益，反而有害，同时虚有阴虚、阳虚、气虚、血虚之不同，对证进补才能补养身体，否则适得其反。同时还要注意进补适量，忌以药代食，提倡食补。秋季气候干燥，人们常呈现出阴津不足、燥热内生的表现，所以秋季进补当以滋阴润燥为主，可选用乌骨鸡、乌龟肉、莲藕、雪梨、银耳、蜂蜜、芝麻等，如果将这些食物与具有滋阴润燥、清肺润肺作用的中药相配合，制成食疗方，则其滋补的效果会更好。

入秋以后，雨水变少，气候干燥，冷空气活动频繁，昼夜温差变大，容易罹患感冒、哮喘、关节炎、皮肤病、胃肠病等疾病，同时高血压、冠心病、脑卒中等心脑血管病的发病也随冷空气活动的增多而增加。因此，秋季养生还要注意预防疾病，要养成良好的生活习惯，从各方面的小细节做起，避开各种致病因素，保证身体健康。

【小贴士】

肺在五行中属金，与秋令相应，秋季养生养肺护肺是关键，要根据秋季的气候特点，从早睡早起，合理饮食，加强锻炼，适时进补，预防疾病这几个方面入手。秋季气候干燥，容易秋燥伤人，引起身体不舒服，秋季养生要特别注意防燥，采取切实可行的措施滋阴润燥，防止秋燥伤人。

一年四季都可上火，四季上火的表现是各不相同的。肺与秋令相应，秋天雨水较少，气候干燥，阴液常显不足，容易阴虚火旺，虚火上炎，这种上火主要呈现出咽干口渴、鼻唇干燥、干咳少痰等症状，这些症状的出现是秋燥伤人的缘故。秋燥是秋季感受时令燥气之邪引起的外感疾病，其发生有一定的季节性，与气候有着密切的关系，一般发病时间多集中于入秋后的9—11月三个月，入冬以后，症状均能逐渐消失。秋燥引起的身体不舒服很是普遍，每逢秋天，在门诊中我都会遇到不少这样的就诊者。

我的朋友燕某，50岁，入秋以来总觉得口唇干燥，虽然比平时喝水增多，但口唇干燥始终不能改善。前几天刮大风，大风过后口唇干燥的情况更加明显，并且又出现了口唇干裂，咽干口渴，咽喉干痒不适，时不时还咳嗽，痰少而黏，大便更是干结难解。燕某这种情况就是通常所说的秋燥，我让他适当多饮水，注意饮食调养，同时给他处方加减清燥救肺汤，每日1剂，水煎取汁，分早晚2次温服。服用中药6剂，咳嗽消失了，大便也顺畅了，口唇干裂、咽干口渴的情况也明显减轻了。守方加减继续调治10天，咽干口渴的情况没有了，口唇干裂、咽喉干痒不适等诸多不舒服也完全消失了。

我爱人的同事周某，从10月开始，总感觉咽喉部微微作痛，干燥不适，唇干鼻燥，还时不时咳嗽，这样已有一段时间了，曾到医院就诊，医生说是上呼吸道感染，给开了感冒冲剂和阿莫西林，可服药10多天，一点效果也没有，于是找我寻求中药调理。周某这种情况也是秋天气候干燥，秋燥伤人造成的，我给他处方加减清燥救肺汤，每日1剂，水煎取汁，分早晚2次温服。守方加减调理半月余，咽喉部微微作痛、干燥不适、唇干鼻燥、咳嗽的情况就完全消失了。

秋燥伤人引起的身体不舒服，主要表现为咽干口渴，咽喉干痒不适，唇干鼻燥，甚至口唇干裂，干咳少痰，皮肤干燥脱屑，同时可伴有心烦失眠、大便秘结等。阴津不足，阴虚肺燥，咽喉、口鼻、皮肤失去阴液的滋润，不可避免地会出现咽喉干痒不适、唇干鼻燥，甚至口唇干裂、皮肤干燥脱屑；阴虚肺燥，失于正常的宣发肃降，则干咳少痰；咽干口渴是由于阴虚生内热、火热上攻的缘故；心烦失眠是虚热内扰造成的；至于大便秘结，则是因为肺与大肠相表里，肺之阴液亏虚，虚热内生，移热于大肠，肠道失去正常濡润引起的。

秋燥伤人很常见，滋阴润燥是关键。对秋燥伤人引起的身体不舒服，应当从滋阴润燥、清肺润肺上下功夫，阴液恢复正常了，虚火消退了，咽干口渴、唇干鼻燥等"干燥"的情况也就逐渐消失了。就滋阴润燥、清肺润肺的具体方法来讲，除适当多饮水以补充体内的水分，应用加湿器以使室内空气湿润，适当多吃雪梨、荸荠、银耳等具有滋阴润燥、清肺润肺作用的食物外，还可选用中药玉竹、麦冬，服用中药汤剂，饮用药茶，服食具有滋阴润燥作用的食疗方。我用中药汤剂调理秋燥伤人引起的咽干口渴、唇干鼻燥等，通常选用加减清燥救肺汤，效果不错。加减清燥救肺汤是我调理秋燥的经验方，其药物组成为桑叶、麻仁、杏仁各12克，麦冬、浙贝母、白芍、桔梗、知母、瓜蒌各15克，沙参、黄芩各20克，甘草6克。用法为每日1剂，水煎取汁，分早晚2次温服。

滋阴润燥的方法

1. 选用中药玉竹、麦冬

玉竹、麦冬都具有很好的滋阴润燥、清肺润肺作用，是调理秋燥伤人的良药。若因伤于秋燥，总觉得咽干口渴、咽喉干痒不适、唇干鼻燥，甚至出现口唇干裂、干咳少痰、皮肤干燥脱屑，不妨选用中药玉竹或麦冬调理。

（1）玉竹

玉竹为百合科多年生草本植物玉竹的根茎，中医认为其味甘，性微寒，归肺、胃经，具有养阴润燥、生津止渴之功效。《本草正义》中说："玉竹，味甘多脂，柔润之品……今唯肺胃燥热，津液枯涸，口渴嗌干等症，而胃火炽盛，燥渴消谷，多食易饥者，尤有甚效。"玉竹能养阴润肺而治燥咳，常用于阴虚肺燥引起的干咳少痰。根据玉竹益胃生津、治内热消渴之功能，也用于胃热炽盛、阴津耗伤所致的消谷易饥，胃脘灼热疼痛，以及热病伤津之烦热口渴、消渴等。

根据玉竹养阴润燥之功效，用其调治秋燥伤人引发的咽干口渴、唇干鼻燥、干咳少痰等，最简单的方法是每次取玉竹15克，水煎取汁，代茶饮用。也可取玉竹、北沙参、麦冬各12克，川贝母6克，组成玉竹沙贝汤，每日1剂，水煎取汁，分早晚2次服，其效果更好。若以玉竹为主料制成食疗方调养秋燥伤人引起的身体不舒服，可选择玉竹山药黄瓜汤、沙参玉竹瘦肉汤。

玉竹山药黄瓜汤：用料为鲜黄瓜100克，鲜山药50克，玉竹30克，食盐、香油各适量。将黄瓜洗净切块，山药洗净切片，与玉竹一同放入砂锅中，加入清水及食盐各适量，大火煮沸后，改用小火继续煮半小时，淋入香油调味即可。

沙参玉竹瘦肉汤：用料为猪瘦肉500克，北沙参、玉竹、百合各30克，蜜枣5枚，食盐适量。将猪瘦肉洗净切块，放入砂锅中，加入清水适量，大火煮

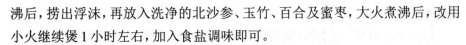

沸后，捞出浮沫，再放入洗净的北沙参、玉竹、百合及蜜枣，大火煮沸后，改用小火继续煲1小时左右，加入食盐调味即可。

（2）麦冬

麦冬为百合科多年生草本植物麦冬的块根，中医认为其味甘、微苦，性寒，归心、肺、胃经，具有养阴润肺、益胃生津、清心除烦之功效。麦冬能养阴、清热、润燥，常用于治疗肺阴不足而有燥热的干咳痰黏，劳热咳嗽，声音嘶哑等。麦冬具有益胃生津、润燥之功能，故也用于胃阴虚或热伤胃阴所致的口渴咽干、大便燥结，以及慢性咽炎出现口咽干燥症状者。麦冬还能养阴清心，除烦安神，所以也用于心阴虚及温病热邪扰及心营之心烦不眠，舌绛而干等。

麦冬养阴润肺的功效卓著，调治秋燥伤人引起的身体不舒服有较好的疗效。用麦冬调治秋燥伤人引发的咽干口渴、唇干鼻燥、干咳少痰等，最简单的方法就是饮用麦冬茶，即取麦冬15克，水煎取汁，代茶饮用，每日1剂。也可取玄参、麦冬、生地各12克，桔梗10克，蝉蜕、甘草各6克，组成玄参麦冬汤，每日1剂，水煎服。若用麦冬为主料制成食疗方调养，可选择麦冬竹沥粥、麦冬冬瓜排骨汤。

麦冬竹沥粥：用料为麦冬20克，鲜竹沥100毫升，大米100克。将麦冬洗净，与淘洗干净的大米一同放入锅中，加入清水适量煮粥，待粥将成时加入鲜竹沥（注：鲜竹沥为新鲜淡竹所含之汁液，制取方法为取新鲜淡竹约1米长，架在柴火上烧烤其中间部分，接取两端流出之淡黄色的液体）调匀，再稍煮即可。

麦冬冬瓜排骨汤：用料为冬瓜500克，排骨段300克，麦冬30克，生姜片、大葱段、食盐、料酒、十三香各适量。将冬瓜去皮、洗净，切成小块状；排骨段洗净，放入沸水锅中，淋入少许料酒，焯水捞出，待用。炒锅置于火上，加入适量清水，烧开后放入麦冬、生姜片、大葱段、排骨段及十三香，淋入料酒，盖上盖，烧开后改用小火煮40分钟左右，倒入冬瓜块，继续用小火煮约20分钟，至排骨段及冬瓜块熟透，放入食盐调味即成。

2. 适当多吃银耳

大家都知道，雪梨汁水较多，能生津润燥、清热化痰、润肺止咳，秋天或空气干燥时，多食雪梨能够润肺抗燥，清肺止咳，起到较好的调养作用，是调养秋燥伤人引发的咽干口渴、唇干鼻燥、干咳少痰等的食疗佳果。这里要讲的是，除雪梨外，适当多吃银耳也能滋阴润燥、清肺润肺，调理秋燥伤人引起的身体不舒服。

银耳又名雪耳、白木耳，是寄生在腐木上的银耳科植物银耳的子实体，属药食两用之品，中医认为其味甘，性平，具有滋阴润肺、益胃生津、益气活血、补肾益精、安神补脑之功效。银耳附木而生，有"胶菌首珍"的美称，古人将其列入山珍。清代学者李涣评价银耳说："食此者，犹吸山川草木之气，未有无益于人者也。"银耳不仅是体质虚弱者的优质补品，同时其滋阴润燥、清肺润肺的作用显著，对于秋燥伤人引发的咽干口渴、唇干鼻燥、干咳少痰者来说，银耳也是食疗佳品，宜适当多吃。

银耳的食用方法较多，以银耳为主要原料制成食疗方调养秋燥引起的咽干口渴、唇干鼻燥、干咳少痰，不仅可服食冰糖银耳、银耳大米粥，还可选用沙参银耳汤、银百秋梨羹、银耳百合粥、银耳麦冬炖雪梨等。

（1）沙参银耳汤

用料为银耳 10 克，百合、北沙参各 5 克，冰糖适量。将银耳、百合、北沙参水煎取汁，共煎 2 次，合并药液后趁热加入冰糖，搅匀使其完全溶化即可。

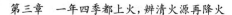

（2）银百秋梨羹

用料为银耳、百合各 10 克，秋梨1 个，冰糖适量。将秋梨洗净去皮及核，切成小块状，与水发银耳、百合、冰糖一同放入碗中，入锅中蒸 1 小时即可。

（3）银耳百合粥

用料为鲜百合 50 克，银耳 10 克，大米 100 克。将百合洗净、切碎，银耳用温水泡发后洗净切碎，与大米一同放入锅中，加入清水适量，煮成稀粥即可。

（4）银耳麦冬炖雪梨

用料为雪梨 2 个（重约 200 克），水发银耳 100 克，麦冬 10 克，冰糖适量。将雪梨洗净、切开，去籽、切块，与切碎的水发银耳、洗净的麦冬一同放入锅中，加入清水适量，大火煮沸后，改用小火慢炖至雪梨熟烂，再放入冰糖搅匀，使其完全溶化即可。

3. 饮用药茶

适当多饮水，补充体内水分，是最简单的自我调养秋燥的方法，如果饮用具有滋阴润燥、清肺润肺作用的药茶，其效果会更好。适宜于调养秋燥引起的身体不舒服的药茶方有很多，下面介绍几种简单易行者，以供选用。

（1）枇杷饮

用料为枇杷叶、鲜芦根各 10 克。将枇杷叶用刷子刷去毛，洗净烘干，芦根切片，一同放入锅中，加入清水适量，武火煮沸后，改用文火慢煮 20～30 分钟即成。用法为每日 1 剂，代茶饮用。

（2）胖梅饮

用料为胖大海、腌酸梅各 3 个，冰糖适量。将胖大海、腌酸梅一同放入砂锅中，加入清水适量，煎取汁液，再放入冰糖充分搅拌，使其完全溶化即可。用法为每日 1 剂，分早、中、晚 3 次，代茶饮用。

（3）罗汉果茶

用料为罗汉果 1 个。将罗汉果洗净切碎，放入保温杯中，加沸水冲泡，加盖闷 15 分钟即可。用法为每次用 1 个罗汉果，每日泡罗汉果 2 次，代茶饮用。

（4）雪梨鲜藕汁

用料为雪梨、鲜藕各 500 克。将雪梨洗净，剥皮、去核，切成小粒；鲜藕洗净、去节，块成小粒。把雪梨粒、鲜藕粒混匀用纱布绞汁即可。用法为每日 1 剂，不拘时代茶饮用。

（5）雪梨青果茶

用料为雪梨 1 个，青果 3 枚。将雪梨洗净，去皮、核，切碎，用白糖浸渍半小时，与洗净捣烂的青果一同放入茶杯中，加沸水冲泡，稍凉即可。用法为每日 1 剂，代茶缓慢咽服。

4. 服食具有滋阴润燥作用的食疗方

用饮食调养秋燥引起的身体不舒服，除注意适当多吃雪梨、荸荠、银耳等具有滋阴生津、清肺润肺作用的食物，选用玉竹山药黄瓜汤、麦冬冬瓜排骨汤、沙参银耳汤、银耳麦冬炖雪梨等外，还可服食下列具有滋阴润燥、清肺润肺作用的食疗方。

（1）海蜇荸荠汤

用料为海蜇头 30 克，荸荠 6 枚。将海蜇头洗净切碎；荸荠去皮、洗净，切成片状。把海蜇粒与荸荠片一同放入锅中，加入适量清水，煮沸 10 分钟即可。用法为每日 1～2 次，佐餐食用。

（2）藕丁西瓜粥

用料为莲藕 150 克，西瓜 200 克，大米 200 克。将洗净去皮的莲藕切成

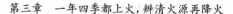

丁；西瓜洗净去皮，切成小块状。砂锅中加入适量清水，倒入大米，大火煮沸后，改用小火继续煮至大米熟软时，倒入莲藕丁、西瓜块，再用中火煮20分钟左右，搅拌均匀即可。用法为每日2次，分早晚温热服食。

（3）黄瓜炒豆干

用料为黄瓜200克，豆腐干120克，生姜末、食盐、香油、植物油各适量。将黄瓜洗净，切成细长条；豆腐干洗净，切成小条状。炒锅置于旺火上，加入植物油，烧热后放入生姜末、黄瓜条和豆腐干条翻炒，快熟时加入食盐调味，炒拌均匀后关火，淋上香油即可。用法为佐餐随意食用。

（4）丝瓜甘蔗汁粥

用料为丝瓜、甘蔗各100～200克，大米50～100克。将丝瓜洗净，去籽切碎，榨取汁液；新鲜甘蔗去皮、洗净，榨取汁液。把丝瓜汁、甘蔗汁混合，倒入锅中，加入大米和适量清水，大火煮沸后，改用小火继续煮至大米熟烂粥成即可。用法为每日2次，分早晚温热服食。

（5）橄榄雪梨煲瘦肉

用料为青橄榄90克，猪瘦肉100克，雪梨200克，食盐适量。将青橄榄洗净、拍扁；雪梨洗净、切开，去籽切成块；猪瘦肉洗净、切成小块，用沸水焯片刻，沥干水分。砂锅中注入适量清水，烧开后倒入瘦肉块、青橄榄、雪梨块，大火煮沸后，改用小火煲至猪肉熟烂，放入食盐搅拌均匀调味即可。用法为佐餐随意食用。

5. 注意综合调养

秋燥伤人，引发咽干口渴、唇干鼻燥、干咳少痰等，有两方面的因素：一是外部因素，即气候干燥；二是内部因素，即体内的津液不足。要预防和调养秋燥伤人引起的身体不舒服，必须采取综合性的措施，改善干燥的空气，适当补充水分，注意综合调养，做到未病先防、既病防变。

未病先防是中医预防疾病思想最突出的体现，秋天气候干燥、缺乏水分时，应适当多饮水，室内可用加湿器，以使空气湿润，从而预防秋燥引起的诸多身体不适的发生。我国古代就有对付秋燥的饮食良方——"朝朝盐水，晚晚蜜汤"。白天喝点淡盐水，晚上则喝蜂蜜水，这既是补充人体水分的好方法，又是秋季养生、对抗衰老的良方，同时还可以预防因秋燥引起的诸多身体不舒服。秋季气候干燥，还应注意适当多吃具有滋阴润肺、止咳化痰作用的食物，如雪梨、荸荠、银耳等，尽量不吃生姜、大葱、胡椒、辣椒等辛辣刺激、温热香燥的食物，这对预防秋燥引起的身体不舒服很有好处。

如果秋燥引发的咽干口渴、唇干鼻燥、干咳少痰等已经出现，除了室内应用加湿器，适当多饮水，多吃具有滋阴润肺、止咳化痰作用的食物外，还可选用食疗方进行调养，做到既病防变，尽快缓解秋燥引起的干咳无痰、痰少而黏、咽干鼻燥等不适，如选用玉竹山药黄瓜汤、麦冬冬瓜排骨汤、沙参银耳汤、银耳麦冬炖雪梨、丝瓜甘蔗汁粥等，都能很好地缓解秋燥引起的干咳无痰、痰少而黏、咽干鼻燥、口唇干燥等，防止身体不舒服进一步加重。

此外，平时还要注意运动锻炼和精神调养。秋季运动不宜过于强烈，也不宜汗出过多，适宜登高、慢跑、打太极拳等，活动后以身体微微汗出为宜。同时还应做到早睡早起，使情绪安宁平静，收敛夏季向外宣散的神气，使肺气保持清肃，保持人体与自然界的和谐。

【小贴士】

秋燥引起咽干口渴、唇干鼻燥、干咳少痰等，与秋季气候干燥密切相关。保持规律化的生活起居，适当多饮水以补充体内的水分，应用加湿器以使室内空气湿润，适当多吃雪梨、荸荠、银耳等具有滋阴润燥、清肺润肺作用的食物等，都是行之有效的预防和调养秋燥方法。

四、冬季寒盛重养肾，阴阳平衡不伤身

冬季养生的要点：重视养肾，早睡晚起，合理饮食，适当锻炼，科学进补，调养精神，防寒保暖。

肾虚火旺的表现：主要表现为腰膝酸软，潮热盗汗，头晕耳鸣，口干咽燥，手足心热，心烦失眠，男子可有遗精，女子可有月经量少、提前，舌质发红，舌苔变少，小便黄，大便干等。

滋阴降火的方法：选用中成药杞菊地黄丸、麦味地黄丸、知柏地黄丸，选择药食两用之枸杞子、黑芝麻，按揉涌泉、复溜、三阴交穴，饮用药茶，服食具有滋阴补肾、清降虚火作用的食疗方等。

冬季是一年中气候最寒冷的季节，此时自然界阴气盛极，阳气闭藏，草木凋零，冰封大地，万物蛰伏，生机闭藏，养精蓄锐，为来年春天的复苏做准备。人体的新陈代谢在冬季也处于一年中最缓慢的水平，气血趋向于里，毛孔闭合，排汗减少，精气闭藏。

冬季天寒地冻，万物潜藏，冬季的突出特点在于"藏"，养生的重点自然也在于"养藏"，顺应自然界的气候变化和人体的生理变化特点，合理安排日常

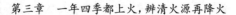

生活起居，才有利于冬季的养生保健。冬季养生应从早睡晚起，合理饮食，适当锻炼，科学进补，调养精神，防寒保暖这几个方面做起。

肾藏真阴真阳，五脏之阴非此不能滋，五脏之阳非此不能养，肾是人体生命活动的原动力。在五行理论中，肾属水，应于冬，冬季天寒地冻，寒气内应于肾，人体的阳气内敛，新陈代谢处于相对缓慢的水平，此时既要为维持冬季热量支出准备足够的能量，又要为来年贮存一定的能量，所以敛阴护阳，保养肾这个人体生命活动的原动力至关重要。冬季是滋补的好时节，应重视补肾养肾防寒，同时还要注意维持阴阳平衡，避免由于补养不当等原因出现肾虚火旺，引发潮热盗汗，头晕耳鸣，口干咽燥，手足心热，心烦失眠等身体不舒服。

就养肾的具体方法来说，应保持规律化的生活起居，保持健康的心态和良好的情绪，同时还要重视饮食调养，注意防寒保暖。饮食调养是冬季补肾养肾的首选方法，要重视热量的补充，适当多吃些动物性食品和豆类，注意补充维生素和矿物质，其中狗肉、羊肉、大豆、核桃、芝麻、萝卜等均是冬季适宜的食物，也可在医生及营养师的指导下选用食疗药膳进行调养。

保持规律化的生活起居，做到早睡晚起，是冬季养生的重要一环。《素问·四气调神大论》中有"冬三月，此谓闭藏，水冰地坼，无扰乎阳，早卧晚起，必待日光"的论述，唐代著名医学家孙思邈也说："冬月不宜清早出夜深归，冒犯寒威。"冬季天寒地冻，草木凋零，万物蛰藏，白昼逐渐缩短，黑夜逐渐延长，人也应顺应自然界的特点而适当减少活动，延长睡眠时间，做到早睡晚起，如果时间允许，待阳光照耀时起床最好，以躲避寒邪，求取温暖，避免扰动阳气，损耗阴精。阴寒之邪是冬季的主要致病因素，如果早出晚归，很容易受到寒邪侵袭，引发感冒、咳嗽、哮喘等呼吸系统疾病，甚至诱发心绞痛、脑卒中等心脑血管疾病。

饮食调养是冬季养生的重要方面，应当遵循"秋冬养阴""无扰乎阳"的原则，既不宜食生冷，又不宜过多燥热，适宜用滋阴潜阳、热量较高的食物为主，以增加热量，保证充足的对抗寒冷天气和与劳动强度相适应的热量。一般而言，冬季应多吃温热食物，如狗肉、羊肉、大豆、核桃、芝麻等，为了避免维生素缺乏，还应多吃新鲜蔬菜，如菠菜、油菜、绿豆芽等，同时还要注意避免过热过燥，以防上火。

《素问·藏气法时论》中说："肾主冬……肾欲坚，急食苦以坚之，用苦补之，咸泻之。"从饮食五味与脏腑的关系来说，冬季是肾主令之时，肾主咸味，心主苦味，咸能胜苦，过食咸味会使本来就偏亢的肾水更亢，从而使心阳的力量减弱，所以冬季应适当多食些苦味的食物，做到减咸增苦，以养心气，助心阳，抗御过亢的肾水，使肾气坚固。

生命在于运动，运动锻炼是强身健体的重要方式，虽然冬季天气寒冷，仍要持之以恒地进行锻炼。立冬之后，天气越来越冷，人们变得越来越不愿意活动了，事实上，在冬季进行适当的运动锻炼，可提高中枢神经对体温的调节，增强人体对寒冷的抵御能力，既能舒展筋骨，促进血液循环，又能增热保暖，抵御寒冷。在冬天的早晨，由于冷高压的影响，往往会发生逆温现象，一些地表的废气不能向大气层扩散，使得户外能见度降低，此种情况下建议在室内锻炼，天气晴好时可到室外散步、打太极、做保健操，也可跳舞娱乐，要避免在大风、大雾等恶劣天气进行锻炼，同时运动锻炼宜量力而行，不宜过于剧烈。

俗话说："三九补一补，来年无病痛"，"冬令进补，开春打虎"，进补也是冬季养生，强身健体行之有效的方法。需要指出的是，每个人的身体情况不同，进补时应区别对待，做到科学进补。一般而言，冬季科学进补宜"三加一"，即保温、御寒、防燥加进补，进补的方法则以食补为好。

冬季天气寒冷，通过饮食营养搭配，以增加热能供应，保持体温。在饮食的选择上，应适当增加蛋白质的摄入量，适当多吃牛肉、羊肉等。有研究表明，人怕冷与其体内缺乏矿物质有关。在冬季饮食中，除了注意供给足够的热量外，还应留意矿物质的补充，做到饮食多样不偏食，通过饮食以抵御寒冷。冬季气候干燥，加之室内有暖气、进食辛辣温热食物偏多等，很容易上火，出现皮肤干燥、口唇干裂、咽喉干痛等，所以要注意适当多饮水，多吃富含维生素的蔬菜、水果，通过饮食防燥降火。

之所以把"进补"作为"附加"，是因为进补必须以"虚"为前提，合理进补，虚则补之，不虚不补，更不能多补滥补。进补的具体方法，可在医生或营养师的指导下辨别阴虚、阳虚，还是气虚、血虚，以便选择适宜的饮食和药膳，切忌不加分析地滥用补肾助阳之品，以免生热上火，适得其反。

不论冬季还是其他季节养生，都应该保持良好的情绪、稳定的心态，学会合理控制自己的情绪，良好的心态对健康是非常重要的。《素问·四气调神大论》中有"冬三月，此为闭藏……使志若伏匿，若有私意，若己有得"的论述，为了保证冬令阳气伏藏的正常生理不受干扰，首先要做到精神安稳，使神藏于内，其次还要学会及时调摄不良情绪，当处于紧张、焦虑、抑郁等状态时，应尽快恢复心理平衡。

有一些人在冬季容易情绪抑郁，懒散嗜睡，昏昏沉沉，并且年复一年地出现，这种现象多见于年轻人，尤其是女性，预防的方法是多晒太阳，多与人沟通交流。冬天容易让人们的身心处于低落的状态，这对健康是极其不利的，应该通过一些有意义的活动，让精神振奋起来。改变情绪的最佳方法就是活动，慢跑、跳舞、打球等，是消除冬季烦闷，保养精神的良药。

寒为冬令的主气，"御寒"为冬季养生之首要任务，在寒冷的冬季，做好防寒保暖工作十分重要。一般家庭居室，室温宜保持在 15～20℃，在低温环境中要穿戴防寒的服装、帽子、鞋和手套。服装、帽子、鞋和手套等应避免潮湿，保持干燥，手、脚部位不可缚紧，以免影响末梢血液循环而引起冻疮、冻伤等。应选择保暖性好的衣服，内衣以棉质为佳，既保暖又透气。要根据气温的变化及时增减衣服，如从冰天雪地的室外进入温暖的室内，可脱去厚重的棉衣；从温暖的室内到寒冷的室外，要添加足够御寒的衣服，防止寒邪侵袭，避免引发感冒、咳嗽等疾病。

【小贴士】

肾属水，应于冬，冬季天寒地冻，万物潜藏，养生的重点在于养肾，要顺应自然界的气候变化和人体的生理变化特点，从"养藏"上下功夫，做到早睡晚起，合理饮食，适当锻炼，科学进补，同时还应注意调养精神，做好防寒保暖工作。

保持规律化的生活起居，重视养肾，做到早睡晚起，合理饮食，适当锻炼，科学进补，调养精神，防寒保暖，是冬季养生应当遵循的要点，也是保证身体健康，避免上火，顺利度过寒冬的可靠保障。肾属水，应于冬，冬时天寒，阳气内藏，加之冬季气候干燥，人们大部分时间居于开着暖气的空气燥热的室内，喜欢进食偏温的食物来御寒、喜欢用补肾助阳之品来"进补"等原因，容易伤津耗液，损耗肾阴，致使肾阴亏虚，虚火内生，出现肾虚火旺，引起身体不舒服。在冬季，肾虚火旺引起的身体不舒服时常可以见到，主要表现为腰膝酸软，潮热盗汗，头晕耳鸣，口干咽燥，手足心热，心烦失眠，男子可有遗精，女子可有月经量少、提前，舌质发红，舌苔变少，小便黄，大便干等。

我的朋友老宋，62 岁，是某单位的退休干部，平时喜欢写作，时不时有文章在报纸、杂志上发表。由于外面天气寒冷，入冬以来这段时间他整天在装有暖气的家里，不是写作，就是查资料，偶尔还吃一点金匮肾气丸补一补肾，不知不觉中开始口干咽燥，头晕耳鸣，睡眠也变差了，同时还整天感到腰部酸沉、提不起精神，向我讨要调养的方法。老宋这种情况是由于居室内空气燥热，加之费心劳神，伤津耗液，损耗肾阴，同时又服用温阳补肾之金匮肾气丸，滋生内热，致使肾阴亏虚，阴虚火旺造成的。我让他停服金匮肾气丸，把室内温度适当降一降，用加湿器以湿润空气，同时给他处方具有滋阴补肾、清降虚火作用的加减百合地黄汤，每日 1 剂，水煎取汁，分早晚 2 次温服。守方加减调理半个月，口干咽燥、头晕耳鸣、腰部酸沉的情况消失了，精神变好了，睡眠也改善了。

冬季寒盛重养肾，阴阳平衡不伤身。冬季是滋补的好季节，人们常用饮食药膳来补肾养肾，应当强调的是，进补要对证，尽量在医生或营养师的指导下进行，切不可过多地使用补肾助阳之品，要注意维持机体的阴阳平衡，以防补之不当，不仅达不到补养的效果，反而引起身体不舒服，冬季尤其要注意预防肾虚火旺引起的身体不舒服。

对冬季身体上火、肾虚火旺引起的身体不舒服，其治疗调养应当从滋阴补肾，清降虚火上下功夫。首先要保持室内空气湿润，避免过于干燥，改变饮食结构，做到合理饮食，注意适当补水，在此基础上，可选用中药汤剂、中成药进行调治，也可选择前面章节介绍的诸多调养肾虚火旺的方法进行自我调养，中药汤剂我推荐加减百合地黄汤（生地、熟地、山药、百合、白芍、川牛膝各 15 克，菊花、枸杞子、桔梗、当归、北沙参各 12 克，茯苓、丹皮、泽泻各 9 克，甘草 6 克），中成药可选择杞菊地黄丸、麦味地黄丸、知柏地黄丸。选择药食两用之枸杞子、黑芝麻，按揉涌泉、复溜、三阴交穴，饮用药茶，以及服食具有滋阴补肾、清降虚火作用的食疗方等，也都是不错的自我调养肾虚火旺的方法。

滋阴降火的方法

1. 选用中成药杞菊地黄丸、麦味地黄丸、知柏地黄丸

六味地黄丸具有补肾的功效，杞菊地黄丸、麦味地黄丸、知柏地黄丸都是在六味地黄丸的基础演化而来的，也都具有滋补肝肾、滋阴降火的功效，是临床常用的调治肾虚火旺引起的身体不舒服的中成药，只是它们调治肾虚火旺引起的身体不舒服的侧重点各有不同罢了。若以头晕耳鸣为突出表现，首选杞菊地黄丸；以心烦失眠、遗精为主要症状者，宜用知柏地黄丸；以口干咽燥、潮热盗汗为主要表现者，选用麦味地黄丸最为合适。

（1）杞菊地黄丸

药物组成： 枸杞子、菊花、熟地、山茱萸、丹皮、山药、茯苓、泽泻。

功能主治： 滋肾养肝，清利头目。用于肝肾阴亏引起的眩晕，耳鸣，目涩畏光，视物昏花等。

用法用量： 每次8丸，每日3次，温开水送服。

注意事项： 脾胃虚寒大便稀溏者慎用。

（2）知柏地黄丸

药物组成： 知母、黄柏、熟地、山茱萸、丹皮、山药、茯苓、泽泻。

功能主治： 滋补肝肾，清降虚火。用于肝肾阴虚，阴虚火旺之潮热盗汗，口干咽燥，耳鸣遗精，小便短赤。

用法用量： 每次8丸，每日3次，淡盐水或温开水送服。

注意事项： 脾虚便溏、消化不良者不宜使用。

（3）麦味地黄丸

药物组成： 麦冬、五味子、熟地、山茱萸、丹皮、山药、茯苓、泽泻。

功能主治： 滋补肝肾，滋阴养肺。用于肝肾阴虚，肺阴亏虚之潮热盗汗，咽干咯血，眩晕耳鸣，腰膝酸软，消渴等。

用法用量： 每次8丸，每日3次，温开水送服。

注意事项： 忌食辛辣食物，脾虚便溏、消化不良者不宜使用。

我的同事老赵，近半年来夜晚睡觉时常盗汗，同时还伴有心烦急躁，腰膝酸软，睡眠也差了，白天还感到没有精神，找到我寻求解决方法。我让他在保持规律化的生活起居，做到劳逸结合、节制房事的同时，服用中成药麦味地黄丸。坚持服药5周后，人有精神了，睡眠好了，心烦急躁、腰膝酸软等诸多不适消失了，夜晚睡觉盗汗的毛病也没有了。

也许您会问，调治肾虚火旺引起的身体不舒服应当滋阴补肾、清降虚火，上面几种中成药的功效都是滋补肝肾、滋阴降火，怎么说的不一样啊，对证吗？其实两种说法都没错，用这几种中成药也是对证的，要说清楚其中的道理，还得从"肝肾同源"说起。

中医认为肝属乙木，肾属癸水，水能生木，肝肾相关。肝藏血，肾藏精，精血都是由水谷精微化生的，且能相互资生，肾精可以化为肝血，同时肾精也需依赖肝血的滋养而保持充足，肾精与肝血，一荣俱荣，一损俱损，休戚相关，二者相互资生，相互转化，精能生血，血能生精，且均来源于脾胃运化的水谷精微，所以说"肝肾同源"，亦称为"乙癸同源""精血同源"。在病理上，肝之阴血不足与肾阴亏损常相互影响，所以临床中常补肾养肝并行，对肾阴虚者通常采取滋补肝肾的方法进行调养，治疗肾虚火旺引起的身体不舒服，采取滋补肝肾、滋阴降火的方法也就不足为怪了。

人们似乎有这样的惯性思维——中老年人常有不同程度的肾虚，而六味地黄丸是补肾名方，所以宜经常服用。我见到很多男性朋友，口袋里经常装着六味地黄丸，时不时服上几粒，用来补肾，其实这种观点是错误的。中老年人多数有不同程度的肾虚不假，但肾虚有肾阳虚、肾阴虚的不同，用药必须对证。六味地黄丸具有滋阴补肾的作用，适用于肾阴亏虚者，而对肾阳虚者则适得其反。六味地黄丸虽是好药，但并不是所有的中老年人都适用。

调治肾阴亏虚首选六味地黄丸，但对于调治肾虚火旺引起的身体不舒服，选用杞菊地黄丸、麦味地黄丸、知柏地黄丸比六味地黄丸效果更好，因为杞菊地黄丸、麦味地黄丸、知柏地黄丸都是在六味地黄丸的基础上增加滋补肾阴、清降虚火的药物而来的，其降虚火的作用强于六味地黄丸。

2. 选择药食两用之枸杞子、黑芝麻

"药食两用"之品是指既能治病、又能作饮食之用者。"药食两用"之品在《神农本草经》中归于上品。所谓上品，是指无毒、主养命、多服久服不伤人之品。药食两用之品是用饮食调养疾病、制作药膳的主要用料，用药食两用之品调养肾虚火旺引起的身体不舒服，我推崇使用枸杞子、黑芝麻。

（1）枸杞子

枸杞子为茄科落叶灌木宁夏枸杞的成熟果实，其味甘，性平，具有滋阴补肾、养血补肝、益精明目、强筋骨、壮体力之功效。适用于肝肾虚损、精血不足所致的头晕耳鸣，腰膝酸软，心悸失眠，遗精健忘，以及视力减退、内障目昏、牙齿松动、消渴等。枸杞子是一味常用的滋补肝肾、滋养阴血、益精明目药，也被称为"长寿药"，当今更是一种已经走入千家万户的保健食品。

枸杞子的食用方法有很多种，最简单的是每次取几粒枸杞子，放到茶杯中，用开水冲泡，加盖闷一会儿，代茶饮用。也可以把枸杞子洗干净，放入砂锅中，加清水适量，大火煮沸后，改用小火继续煮15～20分钟，代茶饮汤，并吃枸杞子，其效果会更好。将枸杞子与其他食材配合制成食疗方，如枸杞山药汤、枸杞子粥、枸杞鸡蛋羹等，都是滋补肝肾、益气养血、清降肾火的佳肴，这当中，我最推崇枸杞山药汤。

枸杞山药汤：用料为枸杞子20克，鲜山药200克，干莲子肉20粒，冰糖适量。将鲜山药去皮、洗净，切成小粒状，与其他配料一同放入锅中，加入清水适量，浸泡一会儿，用小火慢炖2小时左右，待汤液黏稠即成。用法为每日1～2次，温热服食。

枸杞山药汤是滋补类食疗方，它集健脾益气、滋补肝肾、益气养血、扶正补虚、清降肾火于一体，经常食用能使人肝肾得养，虚火得降，气血充足，耳聪目明，牙齿坚固，精力旺盛，身体安康。

（2）黑芝麻

黑芝麻为芝麻科一年生草本植物芝麻的成熟种子，是药食两用之品。《名医别录》将黑芝麻列为上品，并称"八谷之中，唯此为食"。黑芝麻具有补肝肾、益精血、润肠燥及乌发美容等多种功效，为补益肝肾、滋养精血的良药，也是常用的保健和美容食品，适用于治疗调养肝肾精血不足所致的头晕耳鸣、视物昏花、失眠健忘、须发早白、脱发、腰膝酸软、步履艰难、肠燥便秘等。肾虚火旺者坚持食用黑芝麻，对改善或消除腰膝酸软、潮热盗汗、头晕耳鸣、口干咽燥、手足心热、心烦失眠等症状十分有益，所以宜常吃多吃。

黑芝麻的食用方法也有多种，既可取炒熟的黑芝麻与食盐一同捣成芝麻盐佐餐食用，也可将炒熟的黑芝麻制成芝麻酱佐餐食用，还可制成各种食疗方。以黑芝麻为主要食材的食疗方有很多，下面介绍的几种比较适合调养肾虚火旺引起的身体不舒服。

黑芝麻枣粥：用料为黑芝麻30克，大枣5枚，大米100克，红糖适量。将黑芝麻洗净炒熟研碎，大枣洗净去核，与淘洗干净的大米一同放入锅中，加入清水适量，大火煮沸后，改用小火慢慢煮至米熟粥成，再加入红糖调味即可。用法为每日1剂，温热服食。

芝麻桑椹糊：用料为黑芝麻、桑椹各60克，大米100克，白糖适量。将黑芝麻洗净炒熟，桑椹洗净，大米洗净粉碎、加清水制成米浆。把黑芝麻、桑椹一同放入石钵中捣成泥，倒入砂锅中，加入清水适量，煮沸后放入白糖，再将米浆缓缓调入，继续煮至成糊状即可。用法为每日1剂，温热服食。

黑芝麻蜜糕：用料为黑芝麻100克，蜂蜜150克，玉米粉200克，小麦粉500克，鸡蛋2个，发酵粉适量。将黑芝麻洗净炒熟、研碎，与玉米粉、小麦粉、鸡蛋液、蜂蜜、发酵粉充分混合，加适量清水和成面团，待面团发开时，制成小圆糕状，上屉蒸熟即成。用法为每日2次，每次适量作主食食用。

3. 按揉涌泉、复溜、三阴交穴

前面已经讲过，经常按摩"补水穴"（太溪、三阴交和照海穴）可有效缓解肺阴亏虚引起的皮肤干燥，按揉太溪和三阴交穴能调理肾阴亏虚、虚火内生引起的手足心热、心中烦热，按摩涌泉、太溪、行间、太冲穴是调养肝肾阴虚、肝阳上亢引起的头目眩晕的有效方法，这里要说的是按揉涌泉、复溜、三阴交穴具有很好的滋补肝肾、清降虚火作用，是调养肾虚火旺引起的身体不舒服的有效方法。

涌泉穴位于足底，是肾经的首穴，为调理人体的关键部位，养肾长寿的要穴。经常按摩涌泉穴能活跃肾之经气，引导肾脏虚火及上身浊气下降，具有补肾、养肝、明目、颐养五脏六腑的作用。

复溜穴在小腿内侧，太溪穴直上 2 寸处，为肾经之母穴，是调节肾经的一个枢纽，具有较好的滋补作用，可滋阴补肾，清降虚火。

三阴交位于小腿内侧，在足内踝尖上 3 寸，胫骨内侧缘后方。经常按揉三阴交，可调肝补肾，健脾养血，滋补肺肾之阴，使人气血旺盛，所以按揉三阴交对肾虚火旺引起的身体不舒服者也是十分有益的。

将按揉涌泉、复溜、三阴交穴结合起来，可滋补肝肾，补益气血，清降虚火，强身健体，很适合调养肾虚火旺引起的腰膝酸软，潮热盗汗，头晕耳鸣，口干咽燥，手足心热，心烦失眠等。通常每日按揉 2 次，于早晨及晚睡前进行，每次每穴按揉 5～10 分钟，宜长期坚持。按揉涌泉穴时，用手掌来回搓摩涌泉穴及整个足底，以感觉发热发烫为度，搓毕再用拇指指腹点按涌泉穴，最少点按 100 下，以感觉酸痛为度。按揉复溜穴时，手抱脚踝，用拇指轻轻地进行按揉，以局部有温热酸胀感为宜。按揉三阴交穴时，将拇指屈曲垂直按在三阴交穴上，拇指端有节奏地一紧一松用力按压，同时适当配合按揉动作，使之有阵阵酸胀麻感，且麻感放射至膝和足跟部位，一侧按毕换另一侧。

4. 饮用药茶

用药茶滋阴补肾，清降虚火，调理肾虚火旺引起的潮热盗汗、头晕耳鸣、口干咽燥、手足心热、心烦失眠等，可选用石斛绿茶、杜仲叶茶、杞子莲子茶等。

（1）石斛绿茶

用料为鲜石斛 10 克，绿茶 4 克。将鲜石斛、绿茶一同放入茶杯中，用适量沸水冲泡，加盖闷 10 分钟即可。用法为每日 1 剂，代茶饮用。

（2）杜仲叶茶

用料为杜仲叶 9 克，特级绿茶 5 克。将杜仲叶洗净，与绿茶一同放入茶杯

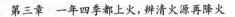
中，以沸水冲泡，加盖闷5分钟即可。用法为每日1剂，代茶饮用。

（3）杞子莲子茶

用料为枸杞子20克，莲子心3克。将枸杞子、莲子心一同放入茶杯中，用适量沸水冲泡，加盖闷10分钟即可。用法为每日1剂，代茶饮用。

（4）双子莲子茶

用料为枸杞子15克，女贞子12克，莲子心3克。将枸杞子、女贞子分别淘洗干净，与莲子心一同放入茶杯中，用适量沸水冲泡，加盖闷10分钟即可。用法为每日1～2剂，代茶饮用。

（5）桑椹大枣茶

用料为桑椹20克，大枣5枚，冰糖适量。将桑椹洗净，大枣洗净、去核，一同放入砂锅中，加入清水适量，武火煮沸后，改用文火继续煎煮30分钟左右，调入冰糖，搅拌均匀使冰糖充分溶化即可。用法为每日1剂，代茶饮用，桑椹、大枣可一并嚼服。

5. 服食具有滋阴补肾、清降虚火作用的食疗方

用饮食调养肾虚火旺引起的身体不舒服，可适当多吃具有滋阴补肾、清降虚火作用的食物，如百合、枸杞子、黑芝麻、黑豆、甲鱼、青菜等，同时也可服食天麻甲鱼汤、女贞桑椹粥、首乌枣米粥等具有滋阴补肾、清降虚火作用的食疗方。

（1）天麻甲鱼汤

具有滋阴养血、补肾健脑之功效。用料为天麻18克，甲鱼400克，食盐适量。将甲鱼宰杀，去内脏洗净，与天麻一同放入锅中，武火煮沸后，改用文火慢炖，至甲鱼熟烂，加入食盐，再煮3分钟即成。用法为空腹食肉饮汤，每3日一次。

（2）女贞桑椹粥

具有滋阴补肾养肝之功效。用料为女贞子15克，桑椹18克，墨旱莲20克，大米100克，冰糖适量。将女贞子、桑椹、墨旱莲分别淘洗干净，一同放入砂锅中，水煎去渣取汁，再将药汁与大米一同煮粥，待米熟粥成，加入冰糖使其溶化，调匀即成。用法为每日2次，分早、晚温热服食。

（3）首乌枣米粥

具有滋补肝肾、益气养心之功效。用料为何首乌30克，大米100克，大枣6枚，红糖适量。将何首乌放入砂锅中，加入清水适量，水煎去渣取汁，把药汁与淘洗干净的大米、大枣一同放入锅中，再加入清水适量，武火煮沸后，改用文火煮至米熟粥成，调入红糖即成。用法为每日2次，早、晚温热服食。

（4）木耳藕节炖猪肉

具有滋养肝肾、益气补虚、凉血止血之功效。用料为黑木耳 20 克，藕节 30 克，冰糖 15 克，猪瘦肉 100 克。将猪瘦肉洗净，切成小块状；黑木耳、藕节分别淘洗干净，切碎。把猪肉块、黑木耳及藕节一同放入砂锅中，加入清水适量，武火煮沸后，改用文火慢炖，至猪肉熟烂，再放入冰糖，稍煮片刻即成。用法为每日 1 剂，分早、晚 2 次，食肉喝汤，连服 1 周。

（5）女贞旱莲炖甲鱼

具有补益肝肾、滋阴清热、养血调经之功效。用料为女贞子、生地、墨旱莲各 30 克，甲鱼 1 只（约 150 克），食盐、麻油各适量。将女贞子、生地、墨旱莲用纱布包好；甲鱼宰杀，去内脏洗净，入沸水锅中焯片刻，捞出，切成小块状。把药包、甲鱼块一同放入砂锅中，加入清水适量，武火煮沸后，改用文火煨煮至甲鱼肉熟烂，加入少许食盐，淋入麻油，搅匀即成。用法为每日 1 次，佐餐随意食肉饮汤。

【小贴士】

冬季之所以会肾虚火旺，引起身体不舒服，与冬季气候干燥，加之室内有暖气，人们喜欢吃辛辣温热食物以御寒、喜欢选用补品以"进补"等密切相关。保持室内空气湿润，做到合理饮食、科学进补，是预防和调养肾虚火旺的有效方法。

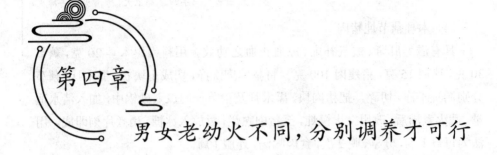

第四章

男女老幼火不同，分别调养才可行

不同性别、年龄的人群体质特点不同，上火的原因和症状表现也就不太一样。男性朋友交际应酬多、饮食不规律，容易出现肝胃郁热和脾胃不和，表现为口干口苦、脘腹胀满等；女性朋友易生气，肝郁化火者居多，容易出现心烦易怒、月经不调；老年人由于身体虚弱，上火通常属虚火；儿童阳气较盛，不仅容易上火，而且一般是实火。预防调养上火，要根据不同人群的体质特点具体情况具体分析。男女老幼火不同，分别调养才可行。

一、男性应酬饮酒多，清热和胃没有错

男性养生的要点：顺应自然，心理平衡，劳逸结合，合理饮食，戒烟限酒，坚持锻炼，节制房事。

肝胃郁热的表现：主要表现为口干口苦，口臭口黏，脘腹胀满不适，恶心欲吐，纳食减少，反酸嘈杂，大便秘结等。

清热和胃的方法：选用保和丸、山楂化滞丸、山楂内消丸等中成药，应用单方和药茶，选择焦三仙消积化滞，饮食调养，应用摩腹法等。

中医养生强调个体差异，男女老幼，不同人群的体质特点不同，生活习惯也不太一样，上火的原因和症状表现更是各种各样，因此要避免身体上火、调养上火引起的身体不舒服，便需要根据年龄、性别、体质及生活习惯等的不同，选择适宜的调养方法，这就是中医的"因人制宜"。

男性朋友，不仅生活压力大、交际应酬多、饮食不规律，还常吸烟、饮酒，其上火多属于肝胃郁热和脾胃不和，表现为口干口苦、口臭口黏、脘腹胀满不适等，所以男性朋友养生，首先要顺应自然，改变不良的生活习惯，保持规律化的生活起居，做到心理平衡、劳逸结合、合理饮食，同时还要戒烟限酒，坚持锻炼，节制房事。

《素问·四气调神大论》说："阳阳四时者，万物之终始也，死生之本也，逆

之则灾害生，从之则苛疾不起。"在养生保健方面，每个人都要顺应自然，改变不良的生活习惯，保持规律化的生活起居。俗话说："日出而作，日落而息"，要顺应自然界的规律，做到起居有常，按时作息，不熬夜，不睡懒觉，养成良好的生活习惯。一年四季中，春夏季节自然界的阳气升发，那么我们就要多进行户外活动，调动人体阳气的升发，与自然界保持同步；到了秋冬季节，万物收敛，阳气内藏，那么我们就要注意适当保养，包括御寒、保暖、避免阳气受到损伤。

　　做到心理平衡，保持健康的心态和良好的情绪，是身体健康的前提，也是养生应当重视的一个方面。乐观平和的心态，良好的心理，可使内分泌、心血管、消化、免疫和呼吸等系统的生理活动达到最佳状态，从而延缓脏器衰老，促进健康；反之，经常生气、心情不舒畅会带来诸多问题，诱发或加重疾病。男性朋友往往背负的生活压力、经济压力、工作压力比女性朋友要重，使他们常常处于高压状态，如果得不到理解和排泄，就会产生消极心理，身体状况也会越来越不好。应培养多方面的兴趣和爱好，在面临工作和生活的双重压力时，应学会自我排解，如宣泄、转移、诉说等，必要时还可寻求心理医生的帮助。

　　在工作和生活中，应注意劳逸结合，不能过度劳累，也不可过度安逸。《素问·宣明五气》中有"久视伤血，久坐伤肉，久卧伤气，久行伤筋，久立伤肾"的论述，不管做什么事都不能过度，要合理有效地安排工作和生活，疲劳时不可硬撑，否则就会积劳成疾。当感觉有身体疲乏、肌肉酸痛、思维迟钝、精神不振、食欲减退、失眠等症状时，就应根据自身的实际情况，选择休息或参加体力劳动和文娱活动等。生活中有劳有逸，有助身心健康，此乃养生保健应当遵循的基本原则。

　　男性朋友交际应酬多、饮食不规律、吃油腻食物较多，这对健康十分不利。日常生活中注意节制饮食，做到合理饮食，显得尤为重要。就合理饮食来说，一是饮食要均衡，二是饮食要有时，三是饮食要有度。要适当多吃清淡易消化之食物，做到荤素兼顾，粗细搭配，品种多样，适量进食动物蛋白，注意少油、低盐、低糖，应注意多吃蔬菜、水果、鱼类及坚果类，不要过多食用豆制品。一日三餐要规律，如早餐 7 点、午餐 12 点、晚餐 18 点，应相对固定，可根据四季适当调整三餐时间，也就是中医所说的"顺应四时"。饮食有度则要求早餐要好，午餐要饱，晚餐要少，切忌暴饮暴食或不吃早餐。

　　戒烟限酒也是养生保健应当特别注意的。吸烟是一种不良嗜好，对人体的危害很大。现代研究表明，香烟产生的致癌物质高达 30 多种，并可增加罹患心脑血管疾病、肿瘤、慢性阻塞性肺疾病等的风险，同时吸烟还是诱发男性性功能障碍、不育症的原因之一。为了您的健康，建议戒除吸烟。

说到吸烟便想到了饮酒。酒是亲朋相聚、节日喜庆常用的饮品，人们宴请宾客好友之时，多是美酒飘香之际，推杯换盏，其乐融融，大有不醉不休之势，孰不知，嗜物均应有"度"，适之则有益，过之则有害，饮酒亦然，少饮之有益，多饮则遗患无穷。对健康人来说，少量、间断饮用一些低度的优质酒，能提神、助消化、暖胃肠、御风寒、活血通络，对健康是有益的。但是饮酒无度或经常饮用含酒精浓度高的烈性酒，对人体百害而无一利，不仅会加重肝脏的负担，引起消化性溃疡、消化道出血、肝硬化、肝癌等消化系统疾病，还容易诱发脑卒中、心肌梗死等，因此一定要少饮酒、慎饮酒，最好戒酒。

生命在于运动，运动是最好的强身健体方式，坚持适当的运动锻炼不仅有助于改善血液循环，增强体质，提高机体抗病能力，还能使体型更加健美。然而现在很多男性朋友整日忙于工作，少有时间进行运动锻炼，身体虚弱，很容易生病，所以坚持运动锻炼是非常必要的。建议早上起来或晚饭后抽出一点时间，进行适当的运动锻炼，如散步、慢跑、快走、跳绳、打太极拳、做广播操等，都是简单易行的运动锻炼方法。

适度的性生活对健康有益，但性生活过度或禁欲，则不利于身心健康，所以节制房事也是男性朋友养生应当注意的。性生活方面，总的原则就是要适度。适度的性生活，可以使人生活美满，精神振作，保持愉悦的心情，对促进健康有益；但如性生活无度，日行数次，则可致阴精耗伤，日久阴损及阳，导致阳事不举，或举而不坚，或举坚时短，精神萎靡，情绪低落，甚至引发其他疾病。性生活的度因人而异，其频率与个人的身体状况和心理因素密切相关，并不存在统一的正常标准，应当根据自身的实际情况灵活掌握，如果性生活后感到愉快舒适，第二天不感到疲劳，就是合适的。

———【小贴士】———

　　男性朋友交际应酬多、饮食不规律、吸烟饮酒多，养生不仅要保持规律化的生活起居，做到顺应自然、心理平衡、劳逸结合、坚持锻炼，同时还要注意合理饮食、戒烟限酒、节制房事。

保持规律化的生活起居，做到顺应自然、心理平衡、劳逸结合、坚持锻炼，注意合理饮食、戒烟限酒、节制房事，是男性朋友养生应当遵循的要点，也是保证身体健康，避免身体上火的可靠保障。由于男性朋友交际应酬多、饮食不规律、吸烟饮酒多等原因，容易形成肝胃郁热和脾胃不和，致使身体上火，出现不舒服,主要表现为口干口苦,口臭口黏,脘腹胀满不适,恶心欲吐,纳食减少,反酸嘈杂,大便秘结等。肝胃郁热和脾胃不和引起的身体不舒服,关键在于预防,注意节制饮食,做到按时吃饭,不暴饮暴食,少吃辛辣、肥腻之食物,尽量少饮酒、不饮酒。

我的同事尚某,52 岁,不仅喜欢吃肥肉,还经常饮酒。前几天朋友相聚,吃肉、饮酒是免不了的,回家后看到爱人蒸了他喜欢吃的洋槐花,不经意间又多吃了一些,之后便开始腹胀,揉一揉腹部可稍得缓解,不揉便更加胀满难耐,也不想吃饭了,同时还有口苦口臭、反酸嘈杂,大便也不顺畅了。尚某这种情况是饮食伤胃,肝胃郁热和脾胃不和造成的,我让他节制饮食,同时给他处方保和汤,每日 1 剂,水煎取汁,分早晚 2 次温服。2 天后,口苦口臭、反酸嘈杂、腹胀的症状明显减轻了。继续调理 3 天,饮食正常了,大便顺畅了,口苦口臭、反酸嘈杂等诸多不适也完全消失了。

男性应酬饮酒多,清热和胃没有错。对肝胃郁热和脾胃不和引起的身体不舒服,其治疗调养应当从消食化积、清热和胃上下功夫。就消食化积、清热和胃的具体方法来讲,首先要管住嘴,通过饮食调养,消除导致肝胃郁热和脾胃不和的根源,在此基础上,可选择第一章"胃中有热常口臭,清热和胃治口臭"中介绍的治疗调养方法,也可选用中药汤剂保和汤或中成药保和丸、山楂化滞丸、山楂内消丸、曲麦枳术丸进行调治。当然,还可选择焦三仙消积化滞,或应用摩腹法、应用单方和药茶进行自我调养。

应用中药汤剂调治肝胃郁热和脾胃不和引起的身体不舒服,我推崇保和汤(建曲、茯苓、连翘各 15 克,山楂、半夏、陈皮各 12 克,莱菔子 10 克)。保和汤是在保和丸的基础变换剂型而来的。保和丸出自《丹溪心法》,是著名的消食导滞方剂,其药物组成为建曲 60 克,山楂 180 克,茯苓、半夏各 90 克,陈皮、连翘、莱菔子各 30 克,用法为将上药共为细末,水泛为丸,每次 6～9 克,每日 2～3 次,用温开水或麦芽汤送服。

在保和丸方中,山楂消一切饮食积滞,尤善消肉食油腻之积滞,重用为主药;建曲、莱菔子均可消积导滞,合主药以增强消食之功,用为辅药,其中建曲长于化酒食陈腐之积,莱菔子消食下气,尤能消麦面痰气之积;佐以陈皮行气,半夏消痰,茯苓利湿;食积易于化热,故又用连翘清热散结;麦芽汤送下,其消食之力更佳。诸药合用,使食滞得消,胃气得和,胃热得清,则腹部胀满

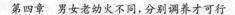

不适、食欲不振诸多不舒服自可消除。

"丸者缓也"，丸剂的作用较和缓，保和丸虽好，但与汤剂相比，其消食导滞、清热和胃的作用稍弱，通过变换剂型，将保和丸改为保和汤，其调治肝胃郁热、脾胃不和引起的口干口苦、脘腹胀满等效果明显更好。

清热和胃的方法

1. 选用保和丸、山楂化滞丸、山楂内消丸等中成药

用中成药调理肝胃郁热、脾胃不和引起的口干口苦、脘腹胀满等，除选择中成药胃舒片、大黄清胃丸、清胃和中丸、藿香清胃片外，也可选用保和丸、山楂化滞丸、山楂内消丸、曲麦枳术丸。

（1）保和丸

药物组成：陈皮、半夏、茯苓、连翘、麦芽、莱菔子、山楂、六神曲。

功能主治：消食导滞，和胃。用于食积停滞，脘腹胀满，嗳腐吞酸，不欲饮食等。

用法用量：每次8丸（相当于原药材3克），每日3次，温开水送服。

注意事项：饮食宜清淡，忌酒及辛辣、生冷、油腻食物，不宜在服药期间同时服用滋补性中药。

（2）山楂化滞丸

药物组成：山楂、麦芽、六神曲、槟榔、莱菔子、牵牛子。

功能主治：开胃消食。用于食欲不振，消化不良，脘腹胀满等。

用法用量：每次1～2丸（每丸9克），每日2～3次，温开水送服。

注意事项：忌酒及辛辣、生冷、油腻食物，气虚者慎用，孕妇禁用，不可久服。

（3）山楂内消丸

药物组成：香附、陈皮、山楂、麦芽、五灵脂、清半夏、莱菔子、莪术、三棱、青皮。

功能主治：开胃化滞，破气消食。用于倒饱吞酸，胸满气胀，肚腹疼痛，痞块，大便秘结，食欲不振，消化不良等。

用法用量：每次1丸（每丸9克），每日1～2次，温开水送服。

注意事项：戒除饮酒，忌食辛辣、生冷、油腻食物，孕妇忌用。

（4）曲麦枳术丸

药物组成：白术、山楂、枳壳、桔梗、枳实、陈皮、麦芽、六神曲。

功能主治：健脾和胃，消食。用于脾虚停滞，饮食伤胃，脘腹痞满，倒饱嘈

杂，食欲不振，消化不良等。

用法用量：每次1丸（每丸6克），每日2次，温开水送服。

注意事项：忌食辛辣、生冷、油腻食物，体内无积滞者不宜服用。

看过上面几种中成药的功能，也许您会问，保和丸、山楂化滞丸、山楂内消丸、曲麦枳术丸都是健胃消食的，没有清热的功能啊，是不是不对证啊，错了吧？其实并没有错，是对证的。男性朋友之所以会出现肝胃郁热、脾胃不和，引起口干口苦、脘腹胀满等，常是由于饮食不规律，过多过饱，摄入油腻食物过多，加之饮酒，致使饮食伤胃，积而化热造成的，通过消食和胃，促进胃肠功能恢复正常，消化饮食积滞，肝胃郁热、脾胃不和的情况自然就消除了，通过消食和胃间接起到了清热的作用，这也是清热和胃常用的方法之一。不仅是中成药保和丸、山楂化滞丸、山楂内消丸、曲麦枳术丸，下面要介绍的饮食调养，选择焦三仙消积化滞，以及应用摩腹法，也都是通过消食和胃、调理胃肠功能，以达到清热和胃的目的，调理肝胃郁热、脾胃不和引起的不舒服的。

2. 应用单方和药茶

因肝胃郁热、脾胃不和导致经常口干口苦、上腹部胀满不适者很多，选用单方或药茶也是自我调养的好方法。对想用单方调理者，我推荐胆草石斛麦芽汤；对希望饮用药茶调养者，我推荐佛手山楂栀子茶。

（1）胆草石斛麦芽汤

由龙胆草6克、石斛12克、郁金10克、炒麦芽15克组成，用法为每日1剂，水煎取汁，分早晚2次温服。方中龙胆草味苦、性寒，具有清热燥湿、泻肝胆之火的功效；石斛具有养阴益胃生津之作用，特别适合调理胃中有热引起的口干、口渴、口苦；郁金性寒入肝胆经，能清利肝胆湿热，解郁清心；炒麦芽既能消食健胃和中，又能疏肝解郁，对祛除胃中的腐浊十分有利。上药配合，疏肝解郁、清利肝胆湿热及消食健胃、清胃热、生津液的作用俱全，很适合调理肝胃郁热、脾胃不和引起的口干口苦、脘腹胀满等。

（2）佛手山楂栀子茶

由佛手片12克、山楂15克、栀子5枚组成，用法为将洗净的佛手片及洗净捣烂的山楂、栀子一同放入茶杯中，冲入沸水适量，加盖闷10～15分钟，每日1剂，代茶饮用。本代茶饮方中，佛手具有疏肝解郁、理气和中之功效；山楂能消食化积，行气散瘀；栀子有清泻肝胆湿热、泻火除烦的作用。佛手、山楂和栀子配合代茶饮用，能有效消除肝胃郁热，祛除胃中食积，清泻上冲之火热，调治肝胃郁热、脾胃不和引起的口干口苦、口臭口黏、脘腹胀满不适等。

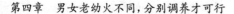

佛手山楂栀子茶调理肝胃郁热、脾胃不和引起的口干口苦、口臭口黏、脘腹胀满不适等有较好的效果，临床中我将此方制成袋泡茶，需要时取 1 袋放入茶杯中，用沸水冲泡后饮用，很是方便。

3. 选择焦三仙消积化滞

有的人在生病时总期盼有神仙相助，以解除病痛之苦，而对于肝胃郁热、脾胃不和引起的口干口苦、口臭口黏、脘腹胀满不适者来说，并不需要神仙，只要有焦三仙就足够了。山楂、建曲和麦芽这三味药通常经过炒制至微黄或微焦入药，所以也称焦山楂、焦建曲、焦麦芽，三味药合在一起，就是焦三仙。

在中医处方中，经常会看到"焦三仙"，为什么这三味药经常合起来使用呢？这是因为这三味药均有良好的消食化积功能，但又有各自不同的特点。焦山楂善于治疗食用肉类或油腻过多所致的伤食及食滞，焦建曲和焦麦芽都有很好的消化淀粉类食物的作用，三者合用，能明显增强消化功能，使消化食积的作用更全面。焦三仙乃消积化滞和胃之最佳搭档，很适合调理暴饮暴食及过多食用油腻食物后出现的腹部胀满不适、不想吃东西，调理肝胃郁热、脾胃不和引起的口干口苦、口臭口黏、脘腹胀满不适效果很好。

山楂有很好的消食化积功效，而焦山楂是将山楂切片晒干，用大火炒至表面焦褐色、内部黄褐色后，喷洒清水，晒干而成。焦山楂善于治疗进食油腻食物过多所致的食滞，对食用过多猪肉、牛肉、羊肉等肉类食物所致的腹胀腹痛、食积腹泻效果尤为显著。焦建曲也称焦神曲，建曲是由青蒿、苍耳、杏仁等药加工后与面粉或麸皮混合发酵而成，焦建曲就是将建曲炒至外表呈焦黑色、内部呈焦黄色后，喷洒清水，放凉而成。焦建曲有较强的消食健胃作用，有"消导之最"之称，多用于治疗食积不消、胃部饱胀、食欲不振、大便不实等消化不良引起的诸多不适。焦麦芽则是将麦芽微炒至黄色，喷洒清水，晒干即成。焦麦芽善于理脾助胃，是消食健胃的要药，常用于治疗过量食用淀粉类食物引起的消化不良，如过食米面、山芋等食物所致的消化不良、脘腹胀满、吞酸嘈杂等。

焦山楂、焦建曲、焦麦芽三味药配合使用，药味芳香，功效卓著，相得益彰，具有很好的健脾和胃、助消化功效，选择焦三仙消积化滞是调理饮食伤胃及肝胃郁热、脾胃不和的好方法，可以取焦三仙各 30 克，水煎取汁，分早晚 2 次温服，一般连用 3～5 天，就可使口干口苦、口臭口黏、腹部胀满不适等诸多不适完全消除，恢复正常饮食。

4. 饮食调养

要消除肝胃郁热、脾胃不和引起的口干口苦、口臭口黏、脘腹胀满不适等，不能单纯依靠药物，更要重视日常调护，合理安排生活和工作，做到生活有规律，消除精神紧张、焦虑、生气、恼怒等不良情绪，保持健康的心态和良好的情绪，积极参加适宜的运动锻炼，以增强体质，同时还要注意饮食调养，改变不良的饮食习惯。

在饮食调养方面，不良的饮食习惯必须纠正，一定要做到合理饮食，科学进餐。进食要定时定量，不可过饥过饱，要养成良好的饮食卫生习惯，注意细嚼慢咽，饭菜要适口、易于消化，忌食刺激性食物，如浓茶、咖啡、饮料、油炸食品、辛辣食品等，少吃过甜或过咸的食物，少吃容易产气产酸的食物，戒除吸烟饮酒，适当多吃新鲜蔬菜和水果，同时还要适当多饮水，做到每天早晚刷牙和饭后漱口。

在长期的生活实践中，人们总结出众多具有消食化积、清热和胃作用的食疗方，这些食疗方对消除肝胃郁热、脾胃不和引起的口干口苦、口臭口黏、脘腹胀满不适很有帮助，下面介绍几则简单易行者，以供选用。

（1）山楂粥

用料为新鲜山楂 60 克，大米 100 克，冰糖适量。将山楂洗净、去核，切成片，与淘洗干净的大米一同放入锅中，加入清水适量，小火煮粥，待粥将成时调入冰糖，使之充分混合溶化即可。用法为每日 2 次，分早晚温热服食。

（2）香油拌菠菜

用料为鲜菠菜 250 克，香油、精盐各适量。将鲜菠菜洗净，用开水焯 3 分钟，捞出后拌入香油、精盐即可。用法为每日 2 次，佐餐食用。

（3）木耳豆腐汤

用料为黑木耳 30 克，豆腐 250 克，食盐适量。将黑木耳洗净，豆腐洗净切成小块，一同放入锅中，加入清水适量，共煮成汤，用食盐调味即可。用法为每日 1～2 次，食木耳、豆腐并饮汤。

（4）竹茹大米粥

用料为竹茹 30 克，大米 100 克。将竹茹洗净放入锅中，加入清水适量，煎汁去渣；大米淘洗干净，放入锅中，加入清水适量，文火煮粥，待粥将成时加入竹茹之药汁，再稍煮 1～2 沸即可。用法为每日 2 次，分早晚温热服食。

（5）山楂莲子茯苓粥

用料为山楂 60 克，鲜山药 50 克，茯苓粉、莲子各 30 克，小米 80 克。将山楂洗净、去核，切成片，鲜山药去皮、洗净切碎，与茯苓粉、莲子及淘洗干净的小米一同放入锅中，加入清水适量，小火煮粥即可。用法为每日 2 次，分早晚温热服食。

【小贴士】

注意饮食调养，做到合理饮食、限制饮酒，是预防和消除肝胃郁热、脾胃不和引起的口干口苦、口臭口黏、脘腹胀满不适等的根本方法。如果不注意饮食调节，即使借助药物把口干口苦、口臭口黏、脘腹胀满不适的毛病调理好了，也会复发。

5. 应用摩腹法

当因吃得太多而感到腹部胀满不适时，人们常常会用手揉一揉腹部，以减轻或缓解不舒服的感觉，其实这就是中医的摩腹法。摩腹法是指在腹部施以一定的手法，以达到调治脾胃疾病目的的一种按摩疗法。摩腹法因其保健作用卓著，简便易行，深受人们欢迎。

摩腹法也是自我调养饮食伤胃及肝胃郁热、脾胃不和引起的口干口苦、口臭口黏、腹部胀满不适、不想吃东西的常用方法之一，可采取平补摩腹法、消导摩腹法及循经拍打法相结合的方法进行调养。

（1）平补摩腹法

方法：取仰卧位，右手平掌，五指放松，掌面贴于胃脘部，并以胃脘为中心，手掌由右向左按顺时针方向呈圆周状按摩，每分钟20圈。用力要适度，按摩范围上至剑突下，下至脐腹部，两侧以肋缘为界。通常每日按摩2次，每次15分钟。

作用：具有平补脾胃之功效，适用于脾胃虚弱之食欲不振、胃脘疼痛、胀满不适等。

（2）消导摩腹法

方法：取仰卧位，双手平掌，五指微屈，紧贴腹壁，先沿正中任脉，后沿两侧足阳明胃经，由上腹推摩到丹田部，每次均由上而下进行。用力宜稍沉，但勿使过重。通常每日推摩2遍，每遍由上至下推摩20次。

作用：具有消食导滞、健脾开胃之功效。适用于脾胃运化不健、食积而致之胃脘部疼痛、腹胀诸症，亦可用于通导大便。

（3）循经拍打法

方法：患者取仰卧位，操作者站在患者右侧。先以右手虚掌拍胃脘部5次；然后双手虚掌，沿足阳明胃经自上向下轻拍至小腹则合掌一处；再沿任脉由下向上轻拍，至胃脘部稍用力拍5次；继而沿任脉向上轻拍，至胸前又分掌，沿胃经向下拍，周而复始5～10遍。通常每日拍打1次即可。拍打胃脘部时用力稍重，患者需配合呼吸法，即先吸气令腹稍胀再拍打，以能耐受为度。

作用：具有健运脾胃、助消化之功效。凡脾胃失于健运、消化不良者，均可施用此法。

二、女性火旺常心烦，注意清肝除心烦

女性养生的要点：应时起居，合理饮食，坚持锻炼，注意补血，抗衰养颜，重视"三期"，调整身心。

肝郁化火的表现：主要表现为脾气暴躁，容易发怒，面红目赤，头胀头痛，口干口苦，心烦失眠，可有月经提前，量或多或少，色红或紫，或夹有瘀块，经行不畅，乳房、胸胁、小腹胀痛等。

清肝除烦的方法：选用中药夏枯草，应用药枕，耳穴贴压，足浴疗法，穴位按摩等。

女性朋友一生当中要经历孕育、生产等诸多阶段，而这一切都是以血为基础的，所以女性较容易出现血虚，致使身体虚弱，面容憔悴。女性朋友养生，不仅要做到应时起居，合理饮食，坚持运动锻炼，同时还应根据自身的生理特点，注意补血和抗衰养颜，重视月经期、孕产期及更年期的调养防护，不忘调整身心，保持健康的心态和良好的情绪。

保持规律化的生活起居，做到顺应自然，应时起居，才能保证身体健康。就自我养生保健来讲，首先要养成有节奏、有规律的生活习惯，每天按时睡觉，按时起床，并制定生活时间表，科学地安排每一天的生活，不要因为工作、社交活动、家庭琐事或娱乐破坏正常的作息时间。早晨起床后最好到室外活动一会，多呼吸新鲜空气，工作与休息要交替进行，做到劳逸结合，体力劳动后应注意充分休息，脑力劳动后应注意精神放松。

合理饮食是健康的"四大基石"（合理饮食、适量运动、戒烟限酒、心理平衡）之一，为了保证身体健康，一定要做到合理饮食，调配好一日三餐。日常饮食要注意"一个平衡、五个原则"，一个平衡是指平衡饮食，饮食应种类齐全、荤素搭配、粗细搭配、比例适当、结构合理，五个原则是指低热量、低胆固醇、低脂肪、低糖、高纤维素。女性朋友由于经、带、胎、产数伤其血，常常血虚，所以适当多吃一些诸如大枣、黑芝麻、猪肝、牛奶、瘦肉、龙眼肉等具有补血作用的食物是很有必要的。

运动锻炼的好处是显而易见的，运动锻炼好比一帖良方，可在一定程度上代替药物，但药物却不能代替运动，运动使生活充满活力和朝气，运动锻炼不仅能增强体质，还有助于疾病的治疗调养和康复。运动锻炼简单易行，是养生保健、强身健体的最好方式，女性朋友可根据自己的年龄与体质状况，选择诸如散步、慢跑、跳绳、瑜伽、打太极拳、做广播操等适合自己的运动锻炼方法，坚持进行运动锻炼，以增强体质，提高机体抗病能力，保持身体健康。

中医讲"女子以血为本"，只有气血充盈、流畅，才能令头发光泽，面容姣好，肌肤润泽，身体健康，然而由于月经、孕产、哺乳等诸多原因，有相当一部分女性朋友呈现不同程度的血虚。所以，对女性来讲，若想身体安康，就要注意补血，避免出现血虚。就补血的具体方法而言，首选具有补血作用的食物，也可选择黄芪乌鸡汤、菠菜炖猪血等具有补血作用的食疗方，若有必要，还可在医生的指导下服用中药汤剂或选用复方阿胶浆、当归补血口服液等中成药。

爱美之心人皆有之，抗衰养颜对女性朋友来说显得尤为重要。若要容颜好，首先要保持规律化的生活起居，保持健康的心态和良好的情绪，做到合理饮食，适当多吃蔬菜和水果，保证充足有效的睡眠，在此基础上，可通过清洁护理养护皮肤，抗衰养颜。

女性不仅有月经期、孕产期，更年期的症状表现也更为突出，要重视月经期、孕产期及更年期这"三期"的调养防护。月经期要保持心情舒畅，吃好睡好，不吃生冷辛辣食物，不要涉水游泳，避免过度疲劳，同时还要注意保持外阴清洁卫生，以免引起外阴、阴道、尿道炎症等。孕产期可通过参加孕育保健讲座、咨询医生等方式学习自我保健知识，在医生的指导下做好保健工作，以保证胎儿和孕产妇健康。更年期是不以人的意志为转移的正常生理现象，只要正确认识，多了解一些自我防护知识，注意自我调养防护，就能平安顺利地度过更年期。

女性较男性更容易生气，致使肝气郁结、肝郁化火，引发心烦易怒、月经不调等诸多身体不适，影响健康，所以女性朋友还要注意调整身心，保持健康的心态和良好的情绪。在日常生活中应注意改变孤僻的性格，广交朋友，注意情志的调节，消除过分喜悦、愤怒、焦虑、悲伤、恐惧及惊吓等情绪，遇事冷静对待，泰然处之，平静对待突然发生的不良情况，尽量培养自己的幸福感、自豪感、美感等愉快的情绪，做到天天都有好心情。

【小贴士】

女性较男性更容易生气，且一生当中还要经历孕育、生产等诸多阶段，容易出现血虚，致使身体虚弱，面容憔悴。女性朋友养生，不仅要做到应时起居，合理饮食，坚持锻炼，同时还应根据自身的生理特点，注意补血、抗衰养颜和调整身心，重视月经期、孕产期及更年期的调养防护。

保持规律化的生活起居，做到应时起居、合理饮食、坚持锻炼，注意补血、抗衰养颜和调整身心，重视月经期、孕产期及更年期的调养防护，是女性朋友养生应当遵循的要点，也是增强体质、保证身体健康、避免身体上火的可靠保障。由于女性朋友情绪容易波动，不可避免地会肝气郁结，肝郁化火，致使身体上火，出现急躁易怒、心烦失眠、月经不调等身体不舒服。在女性朋友中间，因肝郁化火引起的身体不舒服，确实太常见了。

高中教师崔某，去年晋升职称时，自认为晋升高级职称十拿九稳，但在单位评审时却落榜了，生气、想不开在所难免。此后的一段时间，她夜夜失眠，每晚仅睡2～3小时，有时彻夜不眠，同时还伴有急躁易怒、口干口苦、头晕头胀、目赤耳鸣、大便秘结、小便黄赤，月经也提前、不顺畅了，吃饭更是明显减少了。到学校卫生室找校医，校医让她每晚服用2片阿普唑仑。服药后虽然睡眠有所改善，可第二天头昏沉沉的，一点精神也没有，一旦停服阿普唑仑，晚上还是睡不着，找我时失眠、身体不舒服已3个多月了。崔某这种情况是由于生气、想不开，致使肝气郁结，郁而化火造成的，我让她停服阿普唑仑，抛弃一切烦恼和忧愁，调整好心态，同时给她处方中药清肝泻火安神汤，每日1剂，水煎服。连续服用1周后，口干口苦、目赤耳鸣消失了，急躁易怒、头晕头胀减轻了，大便顺畅了，睡眠也明显改善了。守上方加减继续调理一段时间，急躁易怒、头晕头胀消失了，睡眠、饮食、大小便及月经也都恢复正常了。

肝郁化火引起的身体不舒服，主要表现为脾气暴躁，容易发怒，面红目赤，头胀头痛，口干口苦，心烦失眠，可有月经提前，量或多或少，色红或紫，或夹有瘀块，经行不畅，乳房、胸胁、小腹胀痛等。肝郁化火引起的身体不舒服，关键在于预防，注意调整身心，遇事不生气、不恼怒，保持健康的心态和良好的情绪，能有效避免肝气郁结，肝郁化火，预防或减少由此引发的身体不舒服。

女性火旺常心烦，注意清肝除心烦。对肝郁化火引起的身体不舒服，其治疗调养应当从清肝降火、清心除烦上下功夫。首先要遇事不生气、不恼怒，避免肝气郁结，消除肝郁化火的根源，在此基础上，可选择清肝泄热、清降肝火的方法进行治疗调养，也可选用中药汤剂清肝泻火安神汤或中药夏枯草进行调治。当然，还可应用耳穴贴压、足浴疗法、穴位按摩及药枕等进行自我调养。

清肝泻火安神汤是我调治肝郁化火引起的急躁易怒、心烦失眠、月经不调等身体不舒服的经验方，效果不错。清肝泻火安神汤的药物组成为郁金、合欢皮、茯苓、丹皮、栀子、龙胆草、生地、麦芽各 12 克，白芍、当归、柴胡各 10 克，酸枣仁 18 克，甘草 6 克。其用法为每日 1 剂，水煎取汁，分早晚 2 次温服。方中柴胡、郁金疏肝理气解郁，丹皮、栀子、龙胆草清泻肝火、清心除烦，生地、白芍、当归清热养血柔肝，合欢皮、酸枣仁养心安神，茯苓、麦芽健脾和胃，甘草调和诸药。上药配合，具有疏肝解郁、清肝泻火、清心除烦、养心安神之功效。

清肝除烦的方法

1. 选用中药夏枯草

中药夏枯草具有很好的清肝火作用，女性朋友如果因为生气、恼怒，致使肝郁化火，出现脾气暴躁、面红目赤、头胀头痛、口干口苦、心烦失眠等，不妨选用夏枯草服用一段时间，相信会有不错的效果。

夏枯草为唇形科多年生草本植物夏枯草的果穗，中医认为其味辛、苦，性寒，具有清肝火、散郁结之功效，适用于肝火上炎、肝阴不足所致的目赤肿痛、头痛眩晕，以及肝郁化火、痰火凝聚引起的瘰疬瘿瘤等证。根据夏枯草清泄肝火的作用，现代也常用于高血压属肝热、阳亢之证者，有清肝降压之效。

用夏枯草调理肝郁化火引起的脾气暴躁、面红目赤、头胀头痛、口干口苦、心烦失眠等，最简单的方法是取夏枯草 10～15 克，水煎取汁，加入冰糖搅匀，使其完全溶化，代茶饮用，每日 1 剂。也可取夏枯草 10 克，与菊花 10 克、决明子 12 克、栀子 10 克一同水煎取汁，代茶饮用，每日 1 剂，其效果更好。另外，以夏枯草和猪瘦肉为主要用料制成的食疗方夏枯草瘦肉汤，具有很好的清肝降火、清心除烦作用，也是调养肝郁化火引起的脾气暴躁、面红目赤、头胀头痛、口干口苦、心烦失眠等的良方。

夏枯草瘦肉汤：用料为夏枯草 30 克，猪瘦肉 120 克，生姜片、食盐各适量。将猪瘦肉洗净，切成小块，夏枯草拣去杂质、洗净，与生姜片、食盐一同放入砂锅中，加入清水适量，大火煮沸后，改用小火慢煲 1 小时左右即可。夏枯草性寒，可起到平肝养肝、降肝火的功效，猪瘦肉性寒入肾，可滋阴补肾，以生肾水，肾水得到资生，有助于降肝火。

2. 应用药枕

应用药枕清肝降火、清心除烦，调养肝郁化火引起的脾气暴躁、面红目赤、头胀头痛、口干口苦、心烦失眠等，可选用决明药枕、绿豆菊花枕、青石天麻枕等。

（1）决明药枕

用料为草决明、石决明各1 500克。将草决明、石决明洗净晒干，共研为粗末，混匀后用纱布包裹缝好，装入枕芯，制成药枕。具有平肝泻火、除烦安神之功效。

（2）绿豆菊花枕

用料为绿豆500克，菊花250克。将绿豆晒干，研为粗末，再与晒干搓碎的菊花混匀，用纱布包裹缝好，制成薄型枕芯，与普通枕芯配合使用。具有清肝降火、除烦安神之功效。

（3）青石天麻枕

用料为磁石250克，青葙子、天麻各50克。将磁石粉碎，青葙子、天麻分别晒干，研为粗末，混匀后用纱布包裹缝好，制成薄型枕芯，与普通枕芯配合使用。具有平肝清热、镇静安神之功效。

（4）枯草藤桑枕

用料为夏枯草200克，钩藤150克，冬桑叶250克。将夏枯草、钩藤、冬桑叶分别晒干，粉为粗末，混匀后用纱布包裹缝好，制成薄型枕芯，与普通枕芯配合使用。具有平肝清热、除烦安神之功效。

（5）钩藤决明麦皮枕

用料为钩藤200克，决明子600克，荞麦皮1 000克。将钩藤晒干、粉为粗末，与晒干的决明子、荞麦皮充分混匀后，用纱布包裹缝好，装入枕芯，制成药枕。具有平肝清热泻火、清心除烦安神之功效。

（6）蚕沙菊草菖蒲枕

用料为晚蚕沙、白菊花、夏枯草、灯心草、石菖蒲各等份。将夏枯草、灯心草、石菖蒲分别晒干，粉为粗末，再与晒干的白菊花、晚蚕沙一同混匀，用纱布包裹缝好，装入枕芯，制成药枕。具有平肝清热、清心除烦之功效。

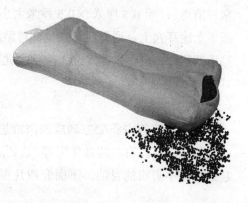

3. 耳穴贴压

选取适当的耳穴进行耳穴贴压，可清肝降火、清心除烦，调养肝郁化火引起的身体不舒服。如果因肝郁化火、肝火旺盛而出现脾气暴躁、面红目赤、头胀头痛、口干口苦、心烦失眠，不妨选用下列耳穴贴压的方法试一试。

方法一：按照常用耳穴示意图，取肝、心、烦点、失眠，耳部常规消毒后，用 0.5 厘米 ×0.5 厘米大小的胶布，将王不留行籽分别贴压于上述耳穴上。通常两耳穴位交替贴压，隔日更换 1 次，10 次为一个疗程。贴压期间每日自行按捏穴位 3～5 次，其中每晚睡前必须按压 1 次，每次以使耳穴局部有酸胀感为度。

方法二：按照常用耳穴示意图，取肝、心、交感、神门、镇静，耳部常规消毒后，用 0.5 厘米 ×0.5 厘米大小的胶布，将王不留行籽分别贴压于上述耳穴上。通常两耳穴位交替贴压，隔日更换 1 次，10 次为一个疗程。贴压期间每日自行按捏穴位 3～5 次，其中每晚睡前必须按压 1 次，每次以使耳穴局部有酸胀感为度。

方法三：按照常用耳穴示意图，取肝、神门、心、烦点、皮质下、枕，耳部常规消毒后，用 0.5 厘米 ×0.5 厘米大小的胶布，将王不留行籽分别贴压于上述耳穴上。通常两耳穴位交替贴压，隔日更换 1 次，10 次为一个疗程。贴压期间每日自行按捏穴位 3～5 次，尤其夜晚睡前 30 分钟必须按压 1 次，以耳郭发热微痛为度。

方法四：按照常用耳穴示意图，取肝、心、肾、神门、失眠，耳部常规消毒后，用 0.5 厘米 ×0.5 厘米大小的麝香止痛膏，将王不留行籽分别贴压于上述耳穴上。通常两耳穴位交替贴压，3 日更换 1 次，6～8 次为一个疗程。贴压期间每日自行按揉穴位 3～5 次，其中每晚睡前必须按压 1 次，每次以使耳穴局部有酸胀发热感为度。

方法五：按照常用耳穴示意图，取肝、心、肾、神门、枕、交感、烦点，耳部常规消毒后，用 0.5 厘米 ×0.5 厘米大小的麝香止痛膏，将王不留行籽分别贴压于上述耳穴上。通常两耳穴位交替贴压，隔日更换 1 次，10 次为一个疗程。贴压期间每日自行按捏穴位 3～5 次，尤其夜晚睡前 30 分钟必须按压 1 次，以耳郭发热微痛为度。

4. 足浴疗法

选择相应的中药配方制成洗浴液进行足浴，通过穴位的刺激作用、药液的温热作用及药物的药理作用等，达到清肝降火、清心除烦，调养肝郁化火引起的身体不舒服的目的。下面介绍几则具有清肝降火、清心除烦作用的足浴处方，以供肝郁化火者选用。

处方一：天麻 12 克，钩藤 9 克，合欢皮 10 克。将上述药物水煎 2 次，去渣取汁，趁热洗浴双脚。通常每次洗浴 20～30 分钟，每日 2 次，于晚睡前、次日晨起后进行，7～10 日为一个疗程。

处方二：珍珠母、磁石、龙骨、牡蛎各 60 克，酸枣仁 30 克。将上述药物水煎取汁，趁热洗浴双脚。通常每次洗浴 20～30 分钟，每日 1～2 次，15 日为一个疗程。

处方三：夏枯草 30 克，苦瓜藤 75 克，钩藤 40 克。将上药加水浸泡 30 分钟，水煎取汁，趁热洗浴双脚。通常每次洗浴 20～30 分钟，每日 2 次，于晚睡前、次日晨起后进行，10～15 日为一个疗程。

处方四：夏枯草、柳梢嫩叶各 30 克。将夏枯草、柳梢嫩叶分别晒干，粉为粗末，用时倒入沸水中浸泡片刻，趁热洗浴双脚。通常每次洗浴 20～30 分钟，每日 2 次，于晚睡前、次日晨起后进行，10～15 日为一个疗程。

处方五：白芍 20 克，牛膝、钩藤各 30 克，生地 15 克。将上述药物水煎取汁，趁热洗浴双脚。通常每次洗浴 20～30 分钟，每日 2 次，于晚睡前、次日晨起后进行，10～15 日为一个疗程。

处方六：钩藤 50 克，冰片少许。将钩藤切碎，与冰片一同放入脚盆中，倒入沸水浸泡片刻，趁热洗浴双脚，同时按揉涌泉穴。通常每次洗浴 20～30 分钟，每日 2 次，于晚睡前、次日晨起后进行，10～15 日为一个疗程。

处方七：吴茱萸 50 克，米醋 100 毫升。将吴茱萸放入砂锅中，加入清水适量，水煎取汁，将药汁与米醋一同倒入洗足盆中，搅匀后趁热洗浴双脚。通常每次洗浴 20 分钟左右，每日 2 次，于晚睡前、次日晨起后进行，10～15 日为一个疗程。

处方八：磁石 30 克，菊花、黄芩、夜交藤各 15 克。将磁石放入锅中，加清水适量，先煎煮 30 分钟，再加入菊花、黄芩、夜交藤，继续煎煮 30 分钟，去渣取汁，趁热洗浴双脚。通常每次洗浴 20～30 分钟，每日 2 次，于晚睡前、次日晨起后进行，10～15 日为一个疗程。

5. 穴位按摩

穴位按摩也有较好的清肝降火、清心除烦作用，如果因肝郁化火而脾气暴躁、面红目赤、头胀头痛、口干口苦、心烦失眠，甚至乳房、胸胁、小腹胀痛，月经提前，经行不畅，不妨动动手指，选取几个穴位进行按摩，如此坚持一段时间，会使肝火渐清，睡眠改善，诸多的身体不舒服逐渐消失。

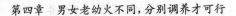

我的高中同学尚某，前段时间因生活琐事与人生气、吵架，之后出现心烦急躁，动不动就发脾气，睡眠也明显变差了，她不想吃药，让我介绍一个简单的方法调理。我让她调整情绪，在此基础上选取神门、三阴交这两个穴位，每天按摩1～2次。半个月后，心烦急躁的情况没有了，睡眠也恢复正常了。

我的邻居宋某，因前段时间与同事闹别扭，不仅严重失眠，脾气暴躁，动不动就发怒，还有头晕头胀、口干口苦，让我介绍个自我调养的方法。我让她采取揉腹按穴搓脚的方法，每日按摩2次。坚持了1个多月，睡眠正常了，脾气暴躁、动不动就发怒的情况没有了，头晕头胀、口干口苦的感觉也完全消失了。

调理肝郁化火引起的身体不舒服的穴位按摩方法有很多，下面介绍简单易行的揉腹按穴搓脚法、搓推印堂涌泉法、抹揉按压头面法、按揉神门三阴交法的具体操作方法，供您参考。

（1）搓推印堂涌泉法

取适当的体位，先从里向外搓涌泉穴15分钟，搓完一只脚再搓另一只，然后用拇指推按印堂穴（两眉头连线的中点）10分钟。通常每日操作1次，于晚睡前进行。此法具有平肝火、除心烦、宁心神之功效。

（2）按揉神门三阴交法

取适当的体位，用拇指指端轻轻按揉手掌尺侧腕横纹头凹陷处的神门穴约2分钟，双手交替进行。之后按压刺激小腿内踝高点上3寸、胫骨内侧面后缘的三阴交穴，双腿交替进行，每次2～3分钟，至有酸胀感为止。通常每日操作2次，分晨起及晚睡前进行。此法具有泻肝火、清心火、安心神之功效。

（3）揉腹按穴搓脚法

取仰卧位，采用自我按摩的方法，先将右手掌面置于肚脐上，左手掌重叠于右手上，轻度按压，按顺时针方向缓慢平稳地按揉脘腹3分钟，然后按逆时针方向操作3分钟。接着分别按揉双侧内关穴各1分钟。然后取端坐位，用右手掌心搓左脚心之涌泉穴100次，左手掌心搓右脚心之涌泉穴100次。通常每日按摩2次，晚上按揉内关穴及搓涌泉穴时宜连续操作2遍。此法具有调理肠胃功能、清泻心肝之火、宁心安神之功效。

（4）抹揉按压头面法

取坐位，双手拇指或大鱼际从印堂穴沿眉弓分抹到两侧太阳穴（眉梢与目外眦之间向后约1寸处的凹陷中），反复操作3分钟。之后双手拇指指腹先点压印堂穴，再从印堂穴开始沿眉弓向两侧按揉到太阳穴，边揉边移，时间约3

分钟。接着双手拇指指腹点压睛明穴（目内眦旁 0.1 寸），分别抹上下眼睑，反复操作 2 分钟。最后双手拇指从印堂穴压至百会穴（后发际直上 7 寸），再用双手拇指分别从眉中向头顶压至百会穴水平的位置，时间约 3 分钟。通常每日操作 2 次，分晨起及晚睡前进行。此法具有疏肝解郁、清热泻火之功效。

【小贴士】

女性朋友之所以容易肝郁化火，出现身体不舒服，与情绪易于波动密切相关，保持良好的心态和稳定的情绪，做到天天都有好心情，是预防和调养肝郁化火的关键一环，否则引发"上火"的"病根"不除，再好的治疗调养方法也很难达到应有的效果。

三、老人体弱多虚火，滋阴补肾降虚火

老人养生的要点：应时起居，平衡膳食，淡泊处世，适当运动，坚持按摩，科学进补，查体防病。

肾虚火旺的表现：主要表现为腰膝酸软，头晕耳鸣，潮热盗汗，口干咽燥，手足心热，心烦失眠，舌质发红，舌苔薄少，小便黄，大便干结难解等。

补肾降火的方法：选用中药生地、食用黑豆，按摩耳郭、耳垂，应用药枕，选择具有滋阴补肾、清降虚火作用的食疗方，练习太极拳等。

人到老年，组织器官的功能逐渐衰退，新陈代谢变慢，体力大不如从前，很多慢性病也会逐渐产生，所以老年人更应该重视养生保健，根据自身的具体情况，从生活起居诸方面科学地进行调理。老年人养生，不仅要做到应时起居、平衡膳食、淡泊处世、适当运动，根据自己的身体状况科学进补、坚持按摩，同时还要注意查体防病，定期体检，以便及早发现、及时治疗各种疾病。

任何事物都有其自然规律，人体也有精密的生物钟，人的生活节律与生物钟同步，才能保证内脏器官有条不紊地工作。养成有节奏、有规律的生活习惯，做到应时起居，才能保证身体健康。老年朋友离岗后，由于不再有上班、下班的纪律约束，不再整天为生计打拼，有相当一部分放松了自己，有的熬夜看电视、上网、玩麻将，有的晨间恋床，日上三竿才迟迟起床，这种不正常、不科学的生活起居方式，必然影响饮食，影响正常的生物钟，使人出现精神不振、头晕心烦等诸多身体不舒服，常此下去，不仅会使身体素质下降，还会加速衰老，引发诸多疾病，所以老年人保持规律化的生活起居，做到应时起

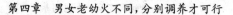

居显得十分重要，此乃老年朋友养生的基本要求。

调配好一日三餐，做到合理饮食，是给身体提供全面均衡的营养物质、保持身体健康的可靠保证。人到老年，体质渐弱，消化功能逐渐减退，胃口大不如从前，如何让老年人吃好、吃饱，做到平衡膳食，既保证全面均衡的营养供应，又不至于损伤脾胃功能，出现肚子胀、不消化等，是个不容忽视的问题。老年人的饮食，不仅应做到种类齐全、荤素搭配、粗细搭配，多吃新鲜蔬菜和水果，多吃奶类、豆类和鱼类等含优质蛋白质的食品，以保证全面均衡的营养供应，同时还要重视膳食纤维的摄入，饮食应细软易于消化，注意少食多餐，饥饱适中，不暴饮暴食，尽量少吃或不吃油炸、烟熏、腌制的食物。

前面已经多次说过，保持健康的心态和良好的情绪，是身体健康的前提，也是养生应当重视的一个方面，这里需要强调的是，对老年朋友来说，做到淡泊处世，避免过喜和暴怒，显得尤为重要。进入老年阶段，身体变得虚弱，常常是多种疾病缠身，更经不起折腾，如果情绪不稳，过分喜悦和暴怒，容易致使脏腑功能紊乱，突发疾病或加重固有的疾病，引发不良后果。

进入老年，切忌过喜或暴怒，要做到淡泊处世。活在淡中，乐在淡中，淡忘了年龄，淡忘了生死，淡忘了疾病，淡忘了名利，以淡养身，寿也就在淡中化生。有些老年人易于激动，不懂以淡养生，以至在狂喜暴怒中暴卒。要想悟透一个"淡"字，首先要遵循与世无争的准则，应时刻想到名利、钱财均属身外之物，生带不来，死带不去，何须去争。应时刻想到为人处事，和为贵，忍为高，忍一言风平浪静，退半步海阔天空。但其内涵绝非要朋友们消极地忍气吞声，如是那样，全憋在心里反而会生病。这里指的是积极的忍让，对小事小非均应避之让之，对积德行善、助人为乐的事，则应当仁不让。要乐观地看待人和事，遇到不顺心的事，要学会合理控制自己的情绪，做到笑口常开，乐观松弛，时时都能心情舒畅，天天都有好的心情。

进入老年，身体逐渐衰弱，有一部分老年人变得懒惰，不愿意活动，认为运动锻炼是年轻人的事，老年人运动不运动影响不大，有点时间就去打牌、看电视，或喝小酒，还有一部分人过分看重运动，整天做剧烈、超负荷的运动，其实这两种观点都是错误的。运动是简单易行的强身健体方式，对防衰抗老有着重要的作用，但也不要过分运动，老年人应根据自己的具体情况坚持适当的运动。

运动的学问很多，不要人动己动，人跑己跑，那是很危险的，我曾目睹过因超量运动而猝死的实例。一句话，老年人不适合剧烈的运动，过去没有跑步史、游泳史的老人，不要贸然去参加，因为心脏可能承受不了那样的负荷。

老年人切记不要做剧烈的运动，散步、打太极拳等轻柔、和缓、强度不大的运动更适合老年人，持之以恒，对保持良好的体能、体态和体型都是很有益处的。老年人的心、脑犹如一张弓，切记不能超体能地去绷弦。

按摩能疏通经络，调和气血，促进新陈代谢，是简单易行的自我养生保健手段。老年人血液循环逐渐变慢，如果能做到晚睡前和晨醒后自我按摩2次，并长期坚持，对促进血液循环、保持肢体正常运动功能、保证身体健康大有帮助。

晚睡前按摩宜在晚上睡前洗脚后进行。先按摩双脚脚心之涌泉穴，用右手按摩左脚心90次，再用左手按摩右脚心90次，以双脚心发热为度。再按摩双腿，用双手环扣左腿，从脚踝部向上推摩至腿根部，再向下推摩至脚踝部，往返为1次，连续推摩36次，之后再推摩右腿36次。接着按摩后腰、推摩双臂，按摩后腰时，用双手推摩后腰60～90次，以发热为度；推摩双臂时，先用右手推摩左臂，从手背推摩至肩，再从手心推摩至腋下，如此各做36次，推摩完左臂再用相同的方法推摩右臂。最后按摩胸部和按揉腹部，按摩胸部时，取平卧位，用双手横向推摩胸部36次，再纵向推摩胸部36次；按揉腹部时，用右手顺时针揉摩腹部60～90次，再用左手逆时针揉摩腹部60～90次。

晨醒后按摩宜在早晨醒来起床前进行。首先揉面部、点四穴，揉面部时双手摩擦发热后，轻揉面部36次，点四穴则是依次用中指点按睛明穴36次，点揉太阳穴36次，点揉风府、风池穴各36次。之后按照晚睡前按摩的方法依次按摩胸部、按揉腹部、推摩双臂、按摩后腰、按摩双腿、按摩双脚脚心之涌泉穴。

晚睡前和晨醒后按摩，能自行操作最好，如果体力较差，可减少按摩次数，也可由他人帮助按摩。

老年人进补是有其原则的，只有做到科学进补，才能达到增强体质、防老抗衰、保持身体健康、减少生病的目的。当今人们生活水平提高了，加上一些商家的不恰当宣传，使有些老年人长期滥用保健品，这样不仅达不到应有的补养效果，还容易引起身体不舒服。保健补品有补阴补阳、补气补血的不同，对某方面的身体虚弱有保健作用，但保健补品不能代替药物，能够调养各种身体虚弱、包治百病的保健补品是不存在的。

保健补品不可滥用、过服，有的人以为保健补品有益无损，多多益善，但往往适得其反。选用保健补品不能盲目听从广告，要注意去伪存真，根据自己的具体情况，在医生的指导下有目的、有针对性地选用，切不可不加分析地乱用。要增强体质，防老抗衰，保持身体健康，单纯依靠服用补品和补药是不可取的，身体虚弱，有先天不足的原因，也有后天失养引起的，如饮食失调、情

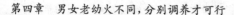

志不遂、房劳过度等，因此体虚者除了进补之外，加强体育锻炼、注意饮食调节、保持良好的卫生习惯和精神状态也是十分重要的。丰富多彩的生活胜似高级补品、补药，守药待康是不可取的。

疾病是每个人都避不开的话题，所不同者只在于轻重缓急而已。老年人较年轻人罹患各种慢性疾病者明显增多，所以注意查体防病，定期体检，以便及早发现、及时治疗各种疾病，对老年人来说显得尤为重要。在平日，应当多学习疾病自查知识，发现身体不适时及早到医院咨询就诊，同时尽量每年体检1次，以防微杜渐。已确诊患有慢性疾病的老年朋友，一是要按医嘱服药，不要盲从广告宣传；二是不要人云亦云，道听途说，盲目服药，新药的临床验证时间较短，还是少用为妙；三是一定要按照医生的要求定期检查复诊，发现不适随时就医，及时了解病情的变化，调整治疗方案，以免延误病情，引发不良后果。

> **【小贴士】**
>
> 人到老年，身体大不如从前，更应该重视养生保健，通过养生保健增强体质，防老抗衰，延年益寿。老年人养生，不仅要做到应时起居、平衡膳食、淡泊处世、适当运动、科学进补、坚持睡前和晨醒按摩，同时还要注意查体防病，定期体检。

养成良好的生活习惯，保持规律化的生活起居，做到应时起居、平衡膳食、淡泊处世、适当运动、科学进补，坚持晚睡前和晨醒后按摩，同时注意查体防病，定期体检，是老年朋友养生保健应当遵循的要点，也是防老抗衰，保持身体健康，避免身体上火的可靠保障。由于老年人体质因素，加上饮食不注意等，不可避免地会出现上火。老年人上火有虚火和实火的不同，虚火以肾虚火旺居多，实火则以食滞胃肠、化热生火为常见。

随着年龄的增长，老年人肾之精气逐渐衰少，肾精本来就常显不足，如果生活习惯不良，如过度疲劳、精神压力大、性生活无节制、饮酒过多等，很容易致使肾精亏虚，阴液暗耗，肾阴不足，阴虚火旺，虚火内生，所以老年人上火多数为肾虚火旺之虚火。另外，老年人消化功能减退，饮食稍有不慎，还会造成食滞胃肠，化热生火，出现脘腹胀满、口苦口臭、大便秘结等，这种火属于实火。

老年人肾虚火旺引起的身体不舒服，主要表现为腰膝酸软，头晕耳鸣，潮热盗汗，口干咽燥，手足心热，心烦失眠，舌质发红，舌苔薄少，小便黄，大便干结难解等。老人体弱多虚火，滋阴补肾降虚火。对老年人肾虚火旺引起的身体不舒服，其治疗调养应当从滋阴补肾、清降虚火上下功夫。而对于食滞胃肠、化热生火出现的脘腹胀满、口苦口臭、大便秘结等，则应以消食化积、清热和胃为原则，可选择第一章"胃中有热常口臭，清热和胃治口臭"及本章"男性应酬饮酒多，清热和胃没有错"中所介绍方法进行治疗调养。

退休教师刘某，67 岁，去年下半年开始，不仅经常耳鸣如蝉，同时还伴有腰膝酸软无力，手足心热，口苦心烦，睡眠也变差了，曾就诊于内科、五官科，检测过血压，也查过血糖、血脂和头颅磁共振等，都没有发现明显异常。服用过晕痛定胶囊、血塞通胶囊、盐酸氟桂利嗪等，效果都不太好，于是找到我想用中药调理。刘某这种情况从中医的角度来讲是肾阴不足，虚火内生，肾虚火旺造成的，我给他处方具有滋阴补肾、清降虚火作用的加减百合地黄汤，每日 1 剂，水煎取汁，分早晚 2 次温服。守方加减调理近 1 个月，耳鸣如蝉的症状没有了，手足心热、口苦心烦逐渐消失了，睡眠改善了，腰腿也轻松有力了。

治疗调养老年人肾虚火旺引起的身体不舒服，可选用中药汤剂、中成药进行调治，也可选择前面章节所介绍的诸多调养肾虚火旺的方法进行自我调养。中药汤剂我通常用加减百合地黄汤，多能取得满意的疗效，中成药则可根据具体情况选用杞菊地黄丸、麦味地黄丸、知柏地黄丸等。

老年人自我调养肾虚火旺引起的身体不舒服，可选择第三章"冬季寒盛重养肾，阴阳平衡不伤身"中所介绍的方法，如服用药食两用之枸杞子、黑芝麻，按揉涌泉、复溜、三阴交穴，饮用具有滋阴补肾、清降虚火作用的药茶，服食具有滋阴补肾、清降虚火作用的食疗方等。还可通过选用中药生地，食用黑豆，按摩耳郭、耳垂，应用药枕，以及打太极拳等方法进行自我调养。

补肾降火的方法

1. 选用中药生地、食用黑豆

用中药调治老年人肾虚火旺引起的头晕耳鸣、潮热盗汗、心烦失眠等身体不舒服，我喜欢用生地；如果选择药食两用之品，除前面章节中介绍的枸杞子、黑芝麻外，我还推荐食用黑豆。

（1）生地

生地为玄参科多种生草本植物地黄的根，中医认为其味甘、苦，性寒，归心、肝、肾经，具有滋阴补肾、养阴生津、清热凉血之功效。生地苦寒入心肝血分，能清热凉血以泻火，甘寒质润入肾经，能滋阴养血以润燥，故为凉血滋阴之要药，适用于热入营血之口干舌绛、夜热早凉，血热妄行引起的斑疹吐衄、便血崩漏，以及津伤口渴、内热消渴、肠燥便秘等。

生地具有较好的滋阴补肾、养阴清热功效，很适合调养老年人肾虚火旺引起的头晕耳鸣，潮热盗汗，口干咽燥，手足心热，心烦失眠，小便黄少，大便干结难解等。最简单的方法是饮用生地茶，即每次取生地 10～30 克，水煎取汁，代茶饮用，每日 1 剂。也可取生地、枸杞子各 15 克，莲子 12 克，组成生地杞莲汤，每日 1 剂，水煎取汁，分早晚 2 次服，其效果更好。若以生地为原料制成食疗方调养老年人肾虚火旺引起的身体不舒服，可选择生地猪肉汤、地黄乌鸡汤、海带生地汤、地黄枸杞枣仁粥。需要指出的是，生地性寒而滞，容易伤及脾胃，脾虚湿滞及腹满便溏者不宜使用，同时也不宜长期或大量使用。

生地猪肉汤：用料为生地 30 克，猪瘦肉 100 克，食盐、酱油各适量。将猪瘦肉洗净、切成小片状，与洗净的生地一同放入砂锅中，加入清水适量，大火煮沸后，改用小火再煮约 30 分钟，至猪肉熟烂，捞出生地，用食盐、酱油调味即可。用法为每日 1～2 次，食猪肉并饮汤。

地黄乌鸡汤：用料为生地 60 克，乌鸡 1 只，食盐、酱油、麦芽糖各适量。将生地洗净，与麦芽糖一同塞入宰杀好、洗净、去毛杂及内脏的乌鸡腹内，再用棉线扎紧鸡腹，放入砂锅中，加入食盐及适量清水，大火煮沸后，改用小火慢炖，炖至乌鸡肉熟烂，用酱油调味即可。用法为每日 1～2 次，食乌鸡肉并饮汤。

海带生地汤：用料为陈皮 30 克，生地 50 克，海带、绿豆各 100 克，猪瘦肉 200 克，食盐适量。将猪瘦肉洗净、切成细丝，海带洗净、切丝，把猪肉丝、海带丝与淘洗干净的生地、绿豆、陈皮一同放入砂锅中，加入清水适量，用小火煲至猪肉、绿豆熟烂，再用食盐调味即可。用法为每日 1～2 次，食猪肉、海带丝并饮汤。

地黄枸杞枣仁粥：用料为生地、酸枣仁、枸杞子各 30 克，大米 100 克。将酸枣仁捣碎，与生地一同水煎去渣取汁，将药汁与淘洗干净的枸杞子、大米共煮成稀粥。用法为每日 2 次，分早晚温热服食。

（2）黑豆

黑豆为豆科植物大豆的黑色种子，中医认为其味甘，性微寒，具有补肾益阴、强身健体、除热解毒、健脾利湿、活血利水、润肤美容之功效，适用于肾虚阴亏、消渴多饮、小便频数、头晕眩晕、视物昏暗、须发早白等。

黑豆被古人誉为肾之谷，不仅形似肾，还有很好的补肾益阴、强身健体作用，特别适合老年人尤其是肾虚及肾虚火旺的老年人食用。民间有句谚语言"每天吃豆三钱，何需服药连年"，这和黑豆的功效是分不开的。对老年人肾虚火旺引起的头晕耳鸣、潮热盗汗、心烦失眠等身体不舒服，适当多吃黑豆不仅能补肾之亏虚，还能降肾之虚火，可谓益处多多，所以应适当多吃、常吃。

现代研究表明,黑豆含有较多的优质蛋白质,对满足人体对蛋白质的需要具有重要意义;黑豆的脂肪含量也较高,而且主要含不饱和脂肪酸,除满足人体对脂肪的需要外,还有降低血液中胆固醇的作用。黑豆还含有丰富的维生素、核黄素、黑色素及卵磷脂等物质,其中 B 族维生素和维生素 E 的含量很高,具有很好的营养保健作用;黑豆中含有的核黄素、黑色素及卵磷脂等对强身健体、防老抗衰、美容养颜都很有帮助。黑豆中还含有丰富的微量元素,对保持机体功能,延缓衰老,降低血液黏度,满足大脑对微量元素的需求都是必不可少的。

黑豆能补肾益阴,常食黑豆能补肾强身,改善肾虚及肾虚火旺者头晕健忘、心烦失眠、腰膝酸软等诸多不适,乃预防调养肾虚及肾虚火旺的优质食品。可以将猪肉与黑豆按 5∶1 的比例一起煮熟,随意吃,坚持一段时间,可消除老人肾虚及肾虚火旺引起的耳鸣耳聋等症状。再如用豆浆机将黑豆直接打成豆浆,或做成黑豆粥食用,都是预防调养肾虚及肾虚火旺不错的选择。

需要注意的是,由于黑豆中含有一种胰蛋白酶抑制素,会影响人体胰蛋白酶的消化作用,所以整粒黑豆难以消化,经过加工破坏了黑豆中这种物质,就使其比较容易消化了,因此,食用黑豆不宜整粒吃,而宜以食用其加工制品为主。

2. 按摩耳郭、耳垂

按摩耳郭、耳垂简单易行,也能调养老年人肾虚火旺引起的头晕耳鸣、潮热盗汗、心烦失眠等。耳为人体经脉汇聚之所,通过按摩耳郭,可调和人体阴阳,不仅能够起到滋阴补肾、清降虚火的作用,还有健脑、聪耳、明目等益处,对于肾虚火旺引起的头痛头晕、耳鸣耳聋、潮热盗汗、心烦失眠、心悸健忘、两眼昏暗等都有一定的缓解作用。按摩耳郭时,用掌心对着太阳穴,指间向下,按握住耳郭,轻揉 10 次,直到耳郭微红、有温热感为止,接着双手掌由后面带动耳郭向前扫,再带动耳郭向后扫,如此反复 10 次,最后双手食指、拇指沿耳郭上下来回擦摩数十下,使之充血发热。通常每日按摩耳郭 2 次,10~15 日为一个疗程,休息 3~5 日可进行下一个疗程。

耳垂处血流丰富,有头、额、眼、舌、牙、面颊等耳穴,按摩耳垂可对上述耳穴产生刺激作用,不仅可补肾去肾火,还可达到加强元气、激发和推动全身脏腑组织器官功能的作用,经常按摩耳垂有助于缓解肾虚火旺引起的头痛头晕、耳鸣耳鸣、视物不清、心神不安、失眠多梦等。按摩耳垂通常采取揉搓的方法,操作时用手指轻捏住耳垂,反复揉搓并用力前后上下拉动,力度以不产生疼痛为宜,每次 1 分钟左右。也可以双手食指、拇指指腹分别提揉双耳垂,先轻轻捏揉耳垂半分钟,使其发红发热,然后揪住耳垂向下拉,再放手,让耳

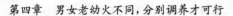

垂恢复原位。通常每日揉搓耳垂2次，每次1分钟左右，10～15日为一个疗程，休息3～5日可进行下一个疗程。

3. 应用药枕

可选择下列具有滋阴补肾、清降虚火作用的药枕调养肾虚火旺引起的头晕耳鸣、潮热盗汗、心烦失眠等身体不舒服。

（1）杞子芝麻枕

用料为枸杞子750克，芝麻500克。将枸杞子、芝麻分别晒干，混匀后装入布袋中，装入枕芯，制成杞子芝麻枕。具有滋阴补肾、养血安神之功效。

（2）磁石黑豆枕

用料为黑豆1 800克，磁石200克。将磁石打碎如高粱米粒大小，与晒干的黑豆混匀后，一同装入枕芯，制成磁石黑豆枕。具有补肾清热、宁心安神之功效。

（3）黑豆丹皮枕

用料为黑豆1 500克，丹皮300克。将黑豆、丹皮分别晒干，丹皮研为粗末，混匀后用纱布包裹缝好，装入枕芯，制成黑豆丹皮枕。具有补肾清热、养心安神之功效。

（4）丹皮枸杞枕

用料为丹皮150克，枸杞子200克。将丹皮晒干，粉为粗末，与晒干的枸杞子充分混合后，用纱布包裹缝好，制成薄型枕芯，与普通枕芯配合使用。具有滋阴补肾、清热养阴、活血化瘀之功效。

（5）鸡血藤枸杞枕

用料为鸡血藤、白芍各250克，绿豆500克，枸杞子1 000克。将鸡血藤、白芍分别晒干，研为粗末，与晒干的绿豆、枸杞子充分混合，装入布袋中，纳入枕芯，制成药枕。具有滋阴补肾、清热养阴之功效。

（6）地龙磁石赤芍枕

用料为地龙100克，生地300克，五味子、桑椹子各200克，磁石、代赭石各500克，赤芍150克，冰片5克。将磁石、代赭石打碎，与冰片混合，余药烘干后共研为粗末，一同混匀后用纱布包裹缝好，装入枕芯，制成药枕。具有滋阴补肾、养心安神之功效。

4. 选择具有滋阴补肾、清降虚火作用的食疗方

对肾虚火旺引起的头晕耳鸣、潮热盗汗、心烦失眠等身体不舒服的老年人来说，不仅可适当多吃诸如百合、枸杞子、黑芝麻、黑豆、甲鱼、青菜等具有滋阴补肾、清降虚火作用的食物，也可选择下列具有滋阴补肾、清降虚火作用

的食疗方进行饮食调养。

（1）当归墨鱼

用料为水发墨鱼200克，当归30克，水发玉兰片20克，鸡骨汤25毫升，精制植物油30毫升，葱段、生姜丝、料酒、食盐、酱油、湿淀粉、麻油各适量。将水发墨鱼宰杀，去杂洗净，切成丝；水发玉兰片洗净，切成丝；当归洗净放入砂锅中，加入清水200毫升，煎取药汁约50毫升；把墨鱼丝浸入药汁内30分钟捞出，沥水待用。炒锅置于旺火烧热，加入植物油，烧至七成热时，入葱段、生姜丝爆香，放入墨鱼丝、玉兰片，快速搅炒，入料酒、食盐、酱油稍炒片刻，再加入鸡骨汤及泡墨鱼之当归药汁，煮沸后用湿淀粉勾芡，淋入麻油即成。用法为佐餐食用。

（2）菠菜肉饺

用料为菠菜1 500克，人参10克，猪瘦肉500克，面粉1 000克，生姜末10克，葱花20克，胡椒粉、花椒粉各3克，酱油50毫升，芝麻油5毫升，食盐适量。将菠菜择洗干净，去茎留叶，搓成菜泥，加入清水适量搅匀，用纱布包好，挤出菜汁；人参润软切片，烘脆研末；猪瘦肉洗净，剁细碎。把猪肉茸与食盐、酱油、生姜末、胡椒粉、花椒粉拌匀，加清水适量搅拌成糊状，放入葱花、人参粉、芝麻油，拌匀成馅。向面粉中加入菠菜汁和好揉匀，如菠菜汁不足可加适量清水，揉至面团表面光滑为止，制成饺子皮，加馅逐个包成饺子，入沸水锅中煮熟即成。用法为作主食食用。

（3）磁石猪肾汤

用料为磁石50克，酸枣仁20克，猪肾2个，食盐、葱花、生姜片、香油各适量。将磁石、酸枣仁一同放入砂锅中，水煎40分钟，去渣取汁，再把药汁与洗净去内膜、切成小块的猪肾一同放入锅中，加入食盐、葱花、生姜片和适量清水，文火慢炖，至猪肾熟烂，用香油调味。用法为每日1次，晚饭时食肉并饮汤。

（4）首乌鸽蛋粟米粥

用料为制何首乌30克，鸽蛋10个，粟米50克，白糖10克。将制何首乌淘洗干净，用纱布包裹，与淘洗干净的粟米一同放入砂锅中，加入清水适量，文火煮粥，粥将成时捞出药包，打入鸽蛋，调入白糖，煮至蛋熟粥成即可。用法为每日2次，分早晚温热服食。

（5）佛手番茄炖豆腐

用料为佛手15克，番茄100克，豆腐250克，食盐、植物油各适量。将佛手洗净，水煎去渣取汁；豆腐、番茄分别洗净，切成小块备用。锅烧热，放入

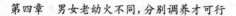
植物油，待油热后先煎豆腐，再放入番茄、药汁，加入食盐、清水，炖至汤成即可。用法为每日2次，食豆腐、番茄并饮汤。

（6）牡蛎阿胶枸杞粥

用料为牡蛎肉、粟米各100克，枸杞子30克，阿胶10克，湿淀粉、黄酒、葱花、姜末、食盐、五香粉各适量。将洗净的牡蛎肉剁成糜糊，盛入碗中，加湿淀粉、黄酒、葱花、姜末搅拌均匀备用。枸杞子、粟米分别淘洗干净，一同放入砂锅中，加入适量清水，武火煮沸后，改用文火煨煮30分钟，使之成粥状。阿胶洗净后放入另一锅中，加水煮沸，待完全烊化，调入煨煮的枸杞粟米粥中，放入牡蛎肉糜糊，充分搅拌，继续用文火煨煮至牡蛎肉、粟米熟烂粥成，加食盐、五香粉调和，再稍煮片刻即成。用法为每日2次，分早晚温热服食。

5. 练习太极拳

太极拳是我国传统的体育运动项目，它"以意领气，以气运身"，是一种广泛运用的健身运动，也是"幼年练到白头翁"的养生锻炼手段。

太极拳强调放松全身肌肉，心静、用意、身正、收敛、匀速，将意、气、形结合成一体，使人体的精神、气血、脏腑、筋骨均得到濡养和锻炼，能调和阴阳、疏通经络、调节气血运行，具有祛病强身的功能，对高血压、神经衰弱、冠心病、糖尿病、慢性支气管炎、慢性阻塞性肺气肿、颈肩腰腿痛、失眠、健忘、便秘等多种慢性病有一定的辅助治疗调养作用，是一种动静结合、刚柔相济的防病治病方法，也是老年人肾虚火旺引起的头晕耳鸣、潮热盗汗、心烦失眠等身体不舒服者自我调养锻炼的运动方法之一。

太极拳广为流传，而且流派众多，各有特点。目前最为流行的是陈、杨、吴、武、孙五大流派。陈式太极拳以气势腾挪、刚柔相济、发劲有力见长；杨式太极拳以舒展大方、匀缓柔和、连绵不绝为特点；吴式太极拳的特点是柔软匀和、中架紧凑；武式太极拳以内走五脏、气行于里为主；孙式太极拳则注重开合有数、精神贯注。另外，国家体育总局还以杨式太极拳为基础，编成"简化太极拳"（俗称"太极二十四式"），供人们练习使用。

由于介绍太极拳的书籍已经很多，而且太极拳的流传也非常广泛，所以这里不再介绍具体的练习方法和步骤，仅就练习太极拳应注意的10项原则说明如下。

（1）站立中正

站立中正，姿势自然，重心放低，以利于肌肉放松，动作稳重而灵活，呼吸自然，可使血液循环通畅。

（2）神舒心定

要始终保持精神安宁，心情平静，排除杂念，全神贯注，肌肉要放松。

（3）用意忌力

用意念引导动作，"意到身随"，动作不僵不拘。

（4）气沉丹田

脊背要伸展，胸略内含而不挺直，做到含胸拔背，吸气时横膈要下降，使气沉于丹田。

（5）运行和缓

动作和缓，但不消极随便，这样能使呼吸深长，心跳缓慢而有力。

（6）举动轻灵

"迈步如猫行，运动如抽丝"，轻灵的动作要在心神安定、用意不用力时才能做到。

（7）内外相合

外动于形，内动于气，神为主帅，身为驱使，内外相合，则能达到意到、形到、气到的效果，意识活动与躯体动作要紧密结合，在"神舒心定"的基础上，尽量使意识、躯体动作与呼吸相融合。

（8）上下相随

太极拳要求根在于脚，力发于腿，主宰于腰，形于手指。只有手、足、腰协调一致，浑然一体，方可上下相随，流畅自然。要全神贯注，动作协调，以腰为轴心，做到身法不乱，进退适宜，正所谓"一动无有不动，一静无有不静"。

（9）连绵不断

动作要连贯，没有停顿割裂，要自始至终，一气呵成，使机体的各种生理变化得以步步深入。

（10）呼吸自然

太极拳要求意、气、形的统一、谐调，呼吸是十分重要的，呼吸深长则动作轻柔。一般来说，初学时要保持自然呼吸，以后逐步有意识而又不勉强地使呼吸与动作协调配合，达到深、长、匀、静的要求。

【小贴士】

人到老年，体力下降，常常变得懒惰，不愿活动，其实生命在于运动，运动锻炼的好处是显而易见的。为了增强体质，为了远离疾病，为了身体健康，我们还是赶快行动起来，选择合适的运动锻炼方式，并坚持进行吧！

四、儿童阳盛易上火，重视调胃清实火

儿童养生的要点：注意各期特点，保证充足营养，尽量少吃零食，培养良好习惯，加强体格锻炼，做好防护工作，重视预防疾病。

胃肠积热的表现：主要表现为舌苔突然变厚，上腹部胀满不适，大便干结难解，口臭、口中散发出难闻的酸臭味，食欲变差，时常打嗝，甚至可有发热等。

清热和胃的方法：注意控制饮食，选用肥儿丸、儿滞灵冲剂、小儿化食丸等中成药，食用山楂及以其为主要原料制成的食疗方，适当多活动，推拿按摩健胃消食导滞等。

提起养生保健，大多数人认为是成年人的事，与儿童没有关系，有些人甚至到了老年才开始重视养生保健，其实不然，为了身体健康少生病，养生保健应当伴随您的一生，只不过每个年龄段的养生保健重点各有不同罢了。

《国际儿童权利公约》界定儿童是指 18 岁以下的任何人，我国法律规定 0～18 周岁为儿童。儿童时期是人生开始的一个重要年龄阶段，这个时期生长发育很快，为了保证儿童正常的生长发育，长大后有一个强壮的身体，家长必须重视儿童的保健工作。

不同月龄和不同年龄的儿童具有各不一样的生理和心理特征，根据各年龄时期的生理和心理特征，分为婴儿期、幼儿期、学龄前期、学龄期和青春期。儿童的日常保健工作，要根据各年龄时期的不同特点，由保育员、家长和老师合理安排。在饮食的选择上，要保证充足的营养供应，尽量少吃零食，要注意培养孩子良好的生活习惯，加强体格锻炼，同时还要做好防护工作，避免意外事故发生。另外，儿童"脏腑娇嫩，形气未充"，若不注意很容易生病，所以重视预防疾病也是儿童保健工作的重要一环。

婴儿期是指从出生到 12 个月末的这一年龄阶段，即 1 周岁以内；幼儿期是 1～3 周岁这个时期；学龄前期是指从 3 周岁到 6～7 周岁，这是儿童正式进入学校之前的一段时间；学龄期通常指从 6～7 周岁到 15 周岁这一年龄阶段，其中 13～18 岁这个阶段（个体的性功能逐渐成熟）是青春期。

婴儿期、幼儿期的儿童保健工作主要由保育员和家长来完成。婴幼儿期的保健重点，一是提倡母乳喂养，合理添加辅食，做到适时断奶，安排好断奶后的饮食；二是做好预防接种工作，完成基础计划免疫，定期进行健康检查和体格测量，注意生长发育监测，以便及时发现问题，正确处理，同时还要加强

疾病的防治工作,做到及早发现、及时治疗;三是合理安排生活和培养良好的生活习惯,如睡眠、饮食、排便、沐浴、游戏、体格锻炼、户外活动等。另外,还要进行早期教育,加强安全防护,防止意外伤害发生。

学龄前期儿童活动范围逐渐扩大,智力发育很快,饮食已经接近成人,其保健工作主要由儿童、保育员和家长密切配合来完成。保健工作的重点一是要合理安排饮食,以保证充足的营养供应;二是培养良好的卫生、学习习惯,加强体格锻炼,通过游戏和体育活动增强体质;三是继续做好生长发育监测,定期进行体格检查,加强传染病的防治工作,重视儿童的心理行为问题;四是重视早期教育,注意培养独立生活能力和讲卫生、讲礼貌、爱集体、爱劳动的道德品质,在日常生活和游戏中促进智力发展;五是加强安全教育,预防烫伤、外伤、中毒、异物等意外伤害发生。

学龄期和青春期是长身体、长知识的阶段,其保健工作要围绕这一核心由儿童、老师和家长配合来完成。保健工作的重点一是要加强营养卫生宣传,合理安排饮食,保证充足的营养供应,以满足儿童生长发育的需要;二是加强体格锻炼,每天进行户外活动,以增强体质,同时还要注意安全,预防意外事故发生;三是养成良好的生活习惯和卫生习惯,提供合适的起居、学习环境,注意采光、通风,提供高度合适的课桌、坐椅,以养成正确的坐、立、行及阅读姿势,注意预防近视、龋齿、肠道寄生虫病等;四是加强法制和品德教育,培养良好的性格,学习高尚的道德风尚;五是对中学生进行青春期生理卫生和心理教育,避免和纠正不科学的认识,重视青春期卫生,以保证儿童健康快乐地成长。

在孩子的成长过程中,饮食发挥着不可替代的作用,营养是保证儿童健康成长的关键,所以在儿童的保健工作中,注意饮食营养显得十分重要。平衡膳食、合理营养是满足儿童生长发育需要,保证儿童健康成长的物体条件,所以母乳喂养的孩子要适时、合理地添加辅食,断奶以后的孩子要注意饮食营养,做到合理安排饮食。在饮食的选择上,一定要保证营养丰富、种类齐全,做到粗细搭配、荤素搭配,易于消化吸收,同时还要注意不偏食、不挑食。

"若要小儿安,三分饥和寒。"这里所说的"饥"并不是要小儿饿肚子,而是指饮食要适量,不要吃得太饱,要按时吃饭,尽量少吃零食。小儿胃肠发育尚未完全,消化能力较弱,很多家长恐怕小儿营养不够,常不注意控制小儿饮食,有些家长甚至变着花样让孩子吃零食,殊不知不按时吃饭、吃得太饱、吃零食过多,脆弱的胃肠得不到正常休息,负担太重,就会出现饮食伤胃,造成食积,甚至引发胃肠积热等,所以为了孩子健康成长,一定要按时吃饭,做到合理饮食，尽量少吃零食。

培养良好的习惯、加强体格锻炼是促进儿童生长发育、增强体质、增进健康的可靠保障，做好防护工作是保证儿童安全、避免意外伤害发生的主要措施。

要保证儿童健康成长，必须重视培养良好的习惯。习惯好坏影响一个人的一生，良好的习惯要从小养成，童年是人生成长的启蒙阶段，家长、保育员及幼儿园、学校的教师要密切配合，注意从小培养少年儿童良好的道德品质与行为习惯，养成良好的生活习惯和卫生习惯，做到生活有规律，努力学习科学知识。同时还要加强体格锻炼，积极参加劳动和体育活动，实现德、智、体、美、劳全面发展。

儿童身体生长发育尚不健全，许多事情不能自理，遇到困难时常不知道如何解决，需要保育员和家长的细心呵护；儿童好奇多动，稍不注意便会发生摔伤、烫伤等意外，很多血的教训提醒我们，儿童的安全防护问题不可忽视，必须做好防护工作，对儿童进行细心呵护，以保证安全，避免意外伤害，此乃保证儿童健康成长的可靠保障。

儿童机体柔弱，对外邪的抵抗力较差，容易感染很多疾病，所以重视预防疾病显得十分重要。要按免疫计划程序做好卡介苗、乙型肝炎疫苗、脊髓灰质炎糖丸、百白破疫苗等的预防接种工作，以预防结核、乙型肝炎、小儿麻痹、百日咳、白喉、破伤风等疾病的发生。要根据天气的变化及时增减衣服，避免受风着凉。在传染病流行的季节要做好防护工作，尽量不到人群聚集的场所，以预防感冒、鼻炎、扁桃体炎、支气管炎、肺炎、哮喘，以及手足口病、水痘、麻疹、猩红热等传染性疾病。同时还要注意个人卫生，做到合理饮食，以防出现伤食、食积、腹泻、营养不良及食物中毒等。

【小贴士】

为了保证儿童正常的生长发育，实现德、智、体、美、劳全面发展，必须重视儿童的保健工作。儿童的日常保健，要根据各年龄时期的不同特点合理安排，既要保证充足营养、尽量少吃零食、培养良好习惯、加强体格锻炼、重视预防疾病，同时还要做好防护工作，避免意外伤害发生。

根据各年龄时期的不同特点对儿童进行细心呵护，母乳喂养者合理添加辅食，断奶后做到合理安排饮食，尽量少吃零食，以保证充足的营养供应，满足儿童生长发育的需要，避免饮食伤胃，影响消化功能。在此基础上注意培养儿童良好的习惯，加强体格锻炼，重视预防疾病，做好防护工作，此乃儿童保健应当遵循的要点，也是保证儿童正常生长发育，实现德、智、体、美、劳全面发展,预防意外伤害发生,避免身体上火的可靠保障。

由于儿童属于"纯阳之体",较成年人更容易出现阳热过盛而上火,加之儿童肠胃娇嫩,消化功能尚未完善,吃饭又不知饥饱,常常不按时吃饭、吃得太饱、吃零食过多等,所以很容易造成积食,致使饮食伤胃、胃肠积热,身体上火。儿童身体上火,以胃肠积热最为多见,主要表现为舌苔突然变厚,上腹部胀满不适,大便干结难解,口臭、口中散发出难闻的酸臭味,食欲变差,时常打嗝,甚至可有发热等。儿童阳盛易上火,重视调胃清实火。对儿童胃肠积热引起的诸多不舒服,其治疗调养应当从消食导滞,清热和胃,调理胃肠功能上下功夫。

在豫南农村,有种传统小吃,叫焦馍。焦馍是由小麦粉、芝麻、食盐一同和成面团,再将面团均匀地分成若干小份,用小擀面杖擀成直径10~25厘米、厚薄均匀的圆形面片,之后放在烧热(温度适中)的鏊子(烙馍用的铁制器具)上烙至馍熟,再继续烘烤至金黄色而成。烙好的焦馍面香四溢,酥脆可口,深受人们的喜爱。在传统焦馍的基础上,在面料中加入适量洗净、焙焦、研成细末的鸡内金,制成鸡内金焦馍,具有很好的健脾和胃、消食化积作用,是调理小儿积食,改善饮食伤胃、胃肠积热引起的腹胀、不消化、口气重、大便干结、食积发热等的良方。

在我小的时候,小孩子不想吃饭、腹胀、消化不良时,家长都会烙上几张鸡内金焦馍喂给孩子吃,过不了几天,小孩肚子就不胀了,也能吃饭了。鸡内金焦馍是常用的调理小儿积食,治疗消化不良,缓解胃肠积热的偏方。用于调治小儿积食,缓解腹胀、不消化的偏方有很多,常用的还有鸡内金粥(取大米50克,洗净、焙焦,与研成细末的适量鸡内金一同放入锅中,加入清水适量,共熬成稀粥,连喝3天)、糖炒山楂(取红糖适量,洗净去核的山楂100克,把红糖放入锅中,加少量清水,用小火炒化后加入山楂,再炒5~6分钟,闻到酸甜味即可,于每顿饭后让孩子吃一点)等。

记得在20世纪80~90年代,中成药少得可怜,药房中具有健脾和胃、消食化积作用的中成药只有保和丸、大山楂丸,如果成人消化不良,我通常用保和丸;若是小孩出现积食,不想吃饭,或是饮食伤胃、出现胃肠积热,我一般用大山楂丸,效果都很好。随着社会经济的发展,制药技术的提高,中成药的种类明显增多,就用于治疗小儿积食、消化不良等来说,中成药就有肥儿丸、儿滞灵冲剂、小儿化食丸等几十种,有了更多的选择。

就消食导滞、清热和胃，调理胃肠积热的具体方法来讲，首先要注意控制饮食，管住嘴，少吃一点、饿一点，祛除形成积食，致使饮食伤胃、胃肠积热的根源。在管住嘴的基础上，可选用偏方调理儿童胃肠积热，也可选用肥儿丸、儿滞灵冲剂、小儿化食丸等中成药进行调治。当然，还可通过适当多活动，食用山楂及以其为主要原料制成的食疗方，以及推拿按摩健胃消食导滞等方法进行调养。

清热和胃的方法

1. 注意控制饮食

人们常说"小孩不知饥饱"，确实，小孩遇到好吃的东西，总要吃个够，因此很容易造成积食，致使饮食伤胃、胃肠积热。如果孩子吃多了、积食了，出现饮食伤胃、胃肠积热，首先要做的是祛除形成积食的原因，注意控制饮食，让他少吃一点、饿一点。通过控制饮食，改变不良的喂养方法，能清热和胃，恢复脾胃正常的运化功能，此乃调养儿童饮食伤胃、胃肠积热的重要一环。

要改变不良的喂养方法，如果孩子胃口不好，千万不要强迫孩子吃饭，此时即使孩子勉强进食，也是难以消化吸收的，有些孩子还会呕吐出来，令他更厌恶进食，损伤肠胃功能，此时正确的方法是少吃，让孩子的肠胃得以休息调整，同时要减少零食的摄入量。人们的生活条件提高了，针对小孩的各种零食种类繁多，有的家长变着花样给孩子购买零食，有的甚至把零食当饭吃，这样不仅影响正常吃饭，还很容易造成积食，致使饮食伤胃、胃肠积热。

这里还要特别提醒，孩子要少喝冷饮、少吃冷食、少喝凉茶。大多数孩子喜欢冷饮、冷食，但冷饮、冷食最伤脾胃，容易造成脾胃虚弱、脾胃不和。喜欢冷饮、冷食的孩子，大多食欲不振，消化不良，容易出现饮食伤胃、胃肠积热，长此以往，营养不良，日渐消瘦，可造成发育迟缓。此外，当发现孩子胃口差、口气重、大便不通、睡眠不安时，很多家长会认为孩子"上火"了，于是凭经验让孩子喝凉茶，殊不知常食寒凉之物更加损伤孩子稚嫩的肠胃，加重积食。

要让孩子适当多吃些易消化、易吸收的食物，不要一味增加高热量、高脂肪食物。让孩子多吃蔬菜、水果，少吃肉，适当增加谷物，高蛋白饮食适量即可，以免增加肠胃负担。再有营养的食物也不要吃太多，否则不但不能强健身体，还容易损伤脾胃。孩子吃饭要定时定量，每顿饭不要吃得太多，八分饱即可，不能让其不到饭点就吃饭，对肠胃造成负担的同时还不利于消化吸收。同时晚饭要少吃，须改变临睡前喂食（如喝一大瓶牛奶）或半夜喂食的习惯，这不仅仅是为了避免积食，对孩子的健康也是大有好处的。

如果孩子饮食伤胃、胃肠积热的症状通过控制饮食得不到有效缓解，也可配合一些食疗方进行调理。比如取谷芽、麦芽各 10 克，山楂 5 克，煲水饮用；或取白萝卜 1 个，大米 50 克，红糖适量，熬制成白萝卜粥温服。这两种食疗方都具有很好的理气和胃、健脾消食、祛除胃肠积热作用。

通过控制饮食、应用食疗偏方，绝大多数孩子的胃肠功能能恢复正常，积食及胃肠积热的症状可以缓解，如果积食及胃肠积热的症状得不到有效缓解，则可让孩子吃一些健胃消食的中成药。比如大便干燥，可以吃肥儿丸消积化滞，也可服用健儿清解液帮助消积清热；若积食且咳嗽，可服用小儿消积止咳口服液等。

2. 选用肥儿丸、儿滞灵冲剂、小儿化食丸等中成药

用中成药调理儿童胃肠积热引起的舌苔突然变厚，上腹部胀满不适，大便干结难解，口臭、口中散发出难闻的酸臭味，食欲变差等，可选用肥儿丸、儿滞灵冲剂、小儿化食丸等。

（1）肥儿丸

药物组成：肉豆蔻、木香、六神曲、麦芽、胡黄连、槟榔、使君子仁。

功能主治：健胃消积，驱虫。用于小儿消化不良，虫积腹痛，面黄肌瘦，食少腹胀，泄泻便秘等。

用法用量：每次 1～2 丸，每日 1～2 次，温开水送服，3 岁以内小儿用量酌减。

注意事项：忌食生冷、油腻食物，服用前应除去蜡皮和塑料球壳，可嚼服，也可分份吞服。本品为驱虫消积药，不可作为补品长期服用，非因虫积所致消化不良者不宜用。

（2）儿滞灵冲剂

药物组成：小槐花、广山楂、茯苓、槟榔。

功能主治：消食健脾，清热导滞。用于小儿疳积引起的纳差腹胀、腹痛泻下、发热、精神倦怠、消瘦面黄、毛发枯焦等，以及小儿单纯性消化不良具有上述证候者。

用法用量：1～3 岁每次 1 块（每块 7 克），4～6 岁每次 1 块半，每日 2～3 次，开水冲服。

注意事项：忌食生冷、油腻等不易消化食物。

（3）小儿化食丸

药物组成：六神曲、山楂、麦芽、槟榔、莪术、三棱、牵牛子、大黄。

功能主治：消食化滞，泻火通便。用于小儿食滞化热所致的积滞，症见厌食，烦躁，恶心呕吐，口渴，脘腹胀满，大便干燥等。

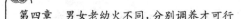

用法用量：1 周岁以内每次 1 丸（每丸 1.5 克），1 周岁以上每次 2 丸，每日 2 次，温开水送服。

注意事项：忌食辛辣、油腻等不易消化食物。本品可嚼服，也可分份吞服，服药前应除去蜡皮及塑料球壳。

（4）健儿清解液

药物组成：金银花、菊花、连翘、山楂、苦杏仁、陈皮。

功能主治：清热解毒，消滞和胃。用于咳嗽咽痛，食欲不振，脘腹胀满等。

用法用量：每次 10～15 毫升，婴儿每次 4 毫升，5 岁以内每次 8 毫升，6 岁以上酌加，每日 3 次，摇匀口服。

注意事项：忌食生冷、辛辣食物，服本药时不宜同时服用滋补性中成药，脾胃虚弱、大便次数多者慎用，对本品过敏者慎用，过敏体质者慎用，6 岁以上儿童可在医生指导下加量服用。

（5）小儿七星茶颗粒

药物组成：薏苡仁、稻芽、山楂、淡竹叶、钩藤、蝉蜕、甘草。

功能主治：开胃消滞，清热定惊。用于小儿积滞化热，消化不良，不思饮食，烦躁易惊，夜寐不安，大便不畅，小便短赤。

用法用量：每次 3.5～7 克，每日 3 次，开水冲服。

注意事项：忌食生冷、油腻等不易消化食物，过敏体质者慎用，治疗 1 周后症状未见改善者应及时到医院咨询医生。

（6）小儿消积止咳口服液

药物组成：炒山楂、槟榔、枳实、瓜蒌、蜜炙枇杷叶、炒莱菔子、炒葶苈子、桔梗、连翘、蝉蜕。

功能主治：清热肃肺，消积止咳。用于小儿饮食积滞，痰热蕴肺所致的咳嗽，夜间加重，喉间痰鸣，腹胀，口臭等。

用法用量：1 周岁以内每次 5 毫升，1～2 岁每次 10 毫升，3～4 岁每次 15 毫升，5 岁以上每次 20 毫升，每日 3 次，摇匀口服，5 天为一个疗程。

注意事项：忌食生冷、油腻等不易消化食物。

3. 食用山楂及以其为主要原料制成的食疗方

在上面介绍的健胃消食、调治儿童胃肠积热的中成药中，不论是儿滞灵冲剂、小儿化食丸、健儿清解液，还是小儿七星茶颗粒、健儿消食口服液，其药物组成中都有山楂。山楂确实是调治饮食伤胃、胃肠积热的佳品，如果孩子因饮食不注意而伤胃，或有胃肠积热存在，可食用山楂及以其为主要原料制成的食疗方。

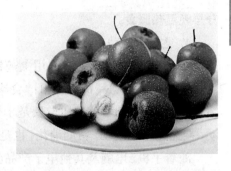

　　山楂又名山红果、棠球、山里红、胭脂果，是蔷薇科植物山楂或野山楂的果实，乃药食兼用之品。中医认为山楂味甘、酸，具有消食积、散瘀血、化痰浊、解毒醒脑之功效。适用于肉食积滞之脘腹胀满、嗳气吞酸、腹痛便溏、泻痢腹痛、疝气，以及瘀血阻滞之胸腹痛、痛经等。现代研究表明，山楂含有山楂酸、鞣质、果糖、苷类、维生素 C 等成分，能增加胃中消化酶的分泌，促进消化，是调治消化不良常用的中药之一。

　　《本草纲目》载山楂"化饮食，消肉积、癥瘕、痰饮，痞满吞酸，滞血痛胀"。作为消食健胃、行气化积散瘀之佳品，山楂化饮食、消肉积的功效显著，而儿童饮食伤胃、胃肠积热多为摄入肉类食物过多造成的，所以山楂很适合调理儿童饮食伤胃、胃肠积热引起的舌苔突然变厚，上腹部胀满不适，大便干结难解，口臭、口中散发出难闻的酸臭味，食欲变差等。山楂的食用方法很多，既可以取鲜品食用，也可以加工成果汁饮用，同时还可以煮熟或制成冰糖葫芦、山楂糕等食用。就调养儿童饮食伤胃、胃肠积热来说，可选用三仙粥、山楂蛋糕、山楂茯苓粥等以山楂为主要原料制成的食疗方，至于其食用量，当根据孩子的年龄灵活掌握。

　　（1）三仙粥

　　用料为山楂、神曲、麦芽各 15 克，白术 12 克，大米 50 克，砂糖适量。将山楂、神曲、麦芽、白术一同放入砂锅中，水煎去渣取汁，把药汁与淘洗干净的大米共煮稀粥，待米熟粥成时调入砂糖，搅匀使其完全溶化即可。用法为每日 2 次，分早晚温热服食。

　　（2）山楂蛋糕

　　用料为山楂糕、鸡蛋各 1 000 克，小麦粉、白糖各 500 克。将山楂糕切成小粒状备用，鸡蛋打散成糊状，加入白糖、小麦粉，搅拌均匀。把搅拌均匀的蛋糊倒入蒸糕木格中，并在蛋糊上撒山楂糕小粒，上笼蒸 25 分钟取下，倒出即成。用法为佐餐随意食用。

　　（3）山楂茯苓粥

　　用料为新鲜山楂 60 克，茯苓粉 30 克，大米 100 克，冰糖适量。将山楂洗净、去核，切成片，与淘洗干净的大米及茯苓粉一同放入锅中，加入清水适量，小火煮粥，待粥将成时调入冰糖，使之充分混合溶化即可。用法为每日 2 次，

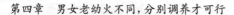

分早晚温热服食。

4.适当多活动

俗话说"饭后三百步，不用上药铺"，"饭后百步走，能活九十九"。唐代著名医家孙思邈也精辟地指出："食毕当行步，令人能饮食、灭百病。"可见饭后散步、适当活动，对身体健康是十分有益的。饭后半小时后散步、适当活动，能促进胃肠蠕动，帮助消化，也是调养饮食伤胃和胃肠积热的有效方法。

随着手机、电脑及其他电子产品的普及，孩子更喜欢在家玩手机和电脑，而不愿意出门活动，体育运动少了，胃肠的蠕动也就减慢了，长此以往，很容易致使脾胃虚弱，此时饮食稍有不慎，就会出现饮食伤胃，形成食积，甚至引发胃肠积热。另外，有一部分小孩在吃饭之后不久便睡觉了，这样也很不利于消化，容易导致饮食伤胃，出现食积，甚至形成胃肠积热。

因此，儿童平时应减少使用手机和电脑的时间，增加运动，家长们更应该让孩子在饭后适当活动，比如散步、跳舞等，不仅可以增强胃肠蠕动，促进消化吸收，预防调养食积和胃肠积热，还能强身健体，提高抵抗力，同时也能增加亲子之间的关系，可以说是一举多得。当然，饭后活动以轻松和缓的运动为宜，切忌做剧烈的运动。

5.推拿按摩健胃消食导滞

通过推拿按摩，可健脾和胃，消食导滞，改善胃肠功能，也是治疗调养小儿饮食伤胃、胃肠积热，消除舌苔变厚，上腹部胀满不适，大便干结难解，口臭，以及食欲变差等的可靠方法。如果孩子有饮食伤胃、胃肠积热的情况，可采取下列方法进行推拿按摩，相信会有不错的效果。

（1）捏脊

让孩子俯卧，家长用手指捏其脊柱两侧。拇指与其他四指相对，向上捏起皮肤，两手交替，沿脊柱自下向上、自上向下反复操作。一般每天捏脊1次，于晚上睡前进行，每次可反复捏10～15分钟。

（2）揉腹

让孩子仰卧，家长用手掌或四指指腹顺时针轻轻按揉孩子的腹部，按揉时需有一定的渗透力。一般每天按揉腹部2次，于早晚各按揉1次，每次按揉10～15分钟。

（3）按揉中脘穴

中脘穴在上腹部前正中线上，脐上4寸（五指）处，此处所言五指指孩子的五指宽。用食指和中指指腹先顺时针方向、再逆时针方向按揉此穴。一般

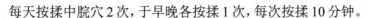

每天按揉中脘穴 2 次，于早晚各按揉 1 次，每次按揉 10 分钟。

（4）按摩涌泉穴

涌泉穴位于足底，在足掌的前三分之一处，屈趾时凹陷处便是。按摩涌泉穴时，用拇指指腹进行旋转、按揉。一般每天按摩涌泉穴 2 次，于早晚各按揉 1 次，每次按揉 30～50 下。

（5）下推七节骨

七节骨又名七节，位于背部正中线，约第 7 胸椎处。向上推七节骨可起到温阳止泻的作用，并能治脱肛；向下推七节骨则能消食导滞，改善胃肠功能，防治便秘，也是治疗调养胃肠积热行之有效的方法。下推七节骨时，双手拇指在第 7 胸椎处轻柔和缓地下推。一般每日下推 1～2 次，每次下推 5～10 分钟。

（6）分推腹阴阳

以双手拇指沿肋弓边缘，或自中脘至脐部，向腹部两旁进行轻柔的分推，此方法具有很好的调理腹胀腹痛、消化不良、恶心呕吐的作用。一般每日分推腹阴阳 1～2 次，每次分推 5～10 分钟。

（7）揉板门

板门又称版门，位于掌面远心腕横纹上大小鱼际之间，重按有酸麻感，此为胃全息反应点。空闲时可以帮孩子揉一揉板门，对气促、呕吐、腹胀、便秘等都有一定的调养效果，也是调理食积及胃肠积热的有效方法，对严重的积食、胃肠积热及便秘也可用指甲掐按板门，揉 3 掐 1。一般每日揉板门 1～2 次，每次揉按 3～5 分钟。

【小贴士】

推拿按摩简单易行，安全有效，是中医调治小儿疾病的一大特色，广泛应用于小儿泄泻、呕吐、食积、便秘、脱肛、感冒、发热、咳嗽、哮喘、遗尿等疾病的治疗调养，深受广大群众的欢迎，当宝宝出现身体不适时，建议首选这种不吃药、不打针、纯天然的疗法。

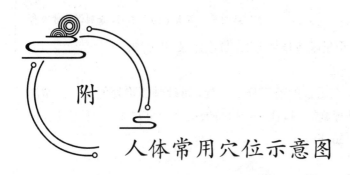

人体常用穴位示意图

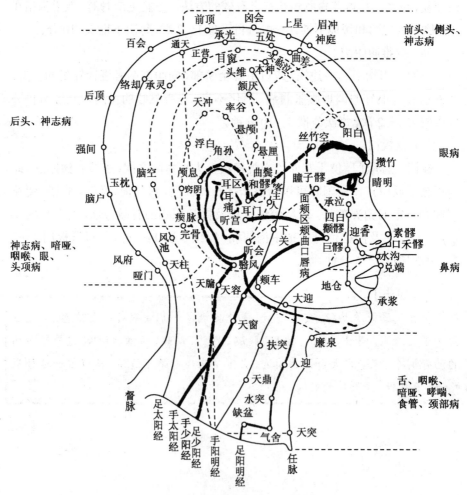

图 1 头面颈项部穴位示意图

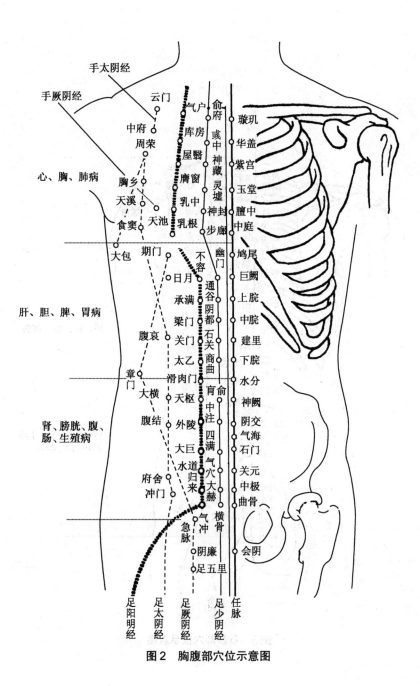

图2　胸腹部穴位示意图

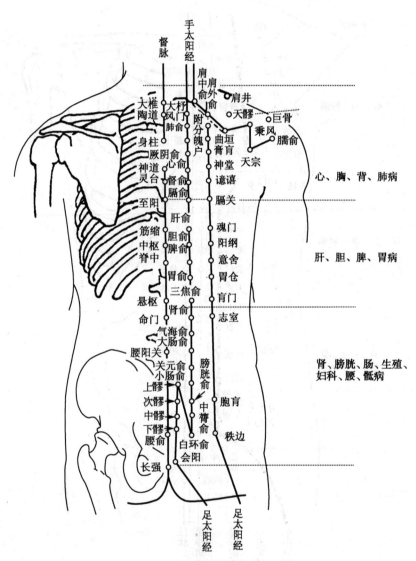

图3　背腰部穴位示意图

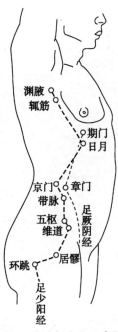

图4　胁肋部穴位示意图

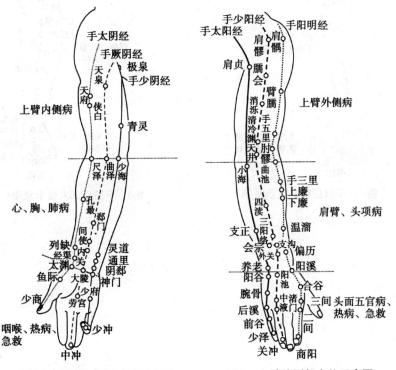

图5　上肢内侧部穴位示意图　　　图6　上肢外侧部穴位示意图

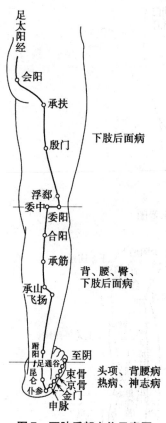

图7　下肢后部穴位示意图

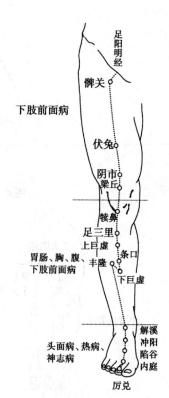

图8　下肢前部穴位示意图

182

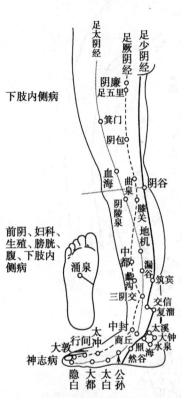

图9 下肢内侧部穴位示意图

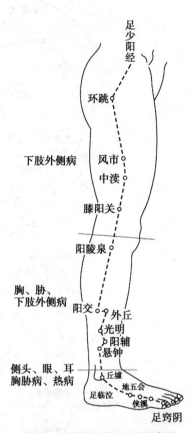

图10 下肢外侧部穴位示意图

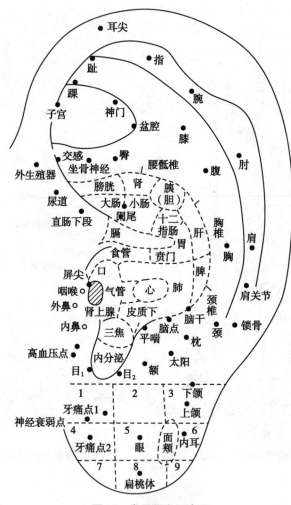

图 11　常用耳穴示意图